Abdeldjalil Souheil MOUMENI

Compressão farmacêutica

Abdeldjalil Souheil MOUMENI

Compressão farmacêutica

ScienciaScripts

Publisher:
Sciencia Scripts
is a trademark of
Dodo Books Indian Ocean Ltd. and OmniScriptum S.R.L publishing group

120 High Road, East Finchley, London, N2 9ED, United Kingdom
Str. Armeneasca 28/1, office 1, Chisinau MD-2012, Republic of Moldova, Europe
Printed at: see last page
ISBN: 978-620-7-73759-8

Conteúdo

Introdução geral

Na indústria farmacêutica, a compressão é uma operação utilizada para moldar os pós em comprimidos. O comprimido é uma das formas galénicas predominantes, representando cerca de 80% dos medicamentos no mercado mundial. A sua atração reside na facilidade de consumo, na variedade de formas e cores e na sua capacidade de fornecer uma dose constante de ingrediente ativo (1).

O domínio da tecnologia de compressão está agora bem estabelecido, mas como o equipamento evoluiu ao longo do tempo, o mesmo aconteceu com a própria tecnologia. Como resultado, os fabricantes actuais precisam de compreender as alterações que têm de ser feitas ao processo quando estão prestes a mudar de equipamento. Dado que a aquisição de novos equipamentos, neste caso prensas de comprimidos, representa um investimento considerável, é vital colocá-los em funcionamento rapidamente e garantir o seu desempenho ótimo (2).

O objetivo deste livro é, portanto, apresentar um resumo do trabalho de investigação e desenvolvimento realizado nos últimos anos sobre os principais parâmetros críticos de compressão. O objetivo deste trabalho é fornecer uma abordagem global dos parâmetros envolvidos na compressão, a fim de acelerar o desenvolvimento do processo quando se adquire uma nova prensa de comprimidos ou quando se desenvolve um novo produto. Esta investigação servirá também de apoio aos fabricantes na resolução dos problemas atualmente encontrados, bem como das várias estratégias para otimizar a produção de um comprimido e, consequentemente, reduzir o seu custo de produção (3).

Os aspectos gerais da compressão serão desenvolvidos através dos diferentes mecanismos envolvidos neste processo de moldagem de pós farmacêuticos, a fim de compreender a influência dos parâmetros.

Depois de termos estabelecido os princípios básicos, vamos agora analisar em pormenor os diferentes métodos de compressão, juntamente com uma lista não exaustiva dos principais componentes utilizados para a compressão em máquinas recíprocas e rotativas, bem como as ferramentas e o equipamento auxiliar utilizado para este fim.

Uma vez reunidos estes elementos, a terceira parte oferecerá uma análise aprofundada dos vários parâmetros envolvidos na configuração do processo de compressão, a fim de compreender melhor a sua influência no resultado final.

A parte final abordará os problemas atualmente encontrados, como a interação dos pós com as ferramentas e os diferentes defeitos de fabrico, as possíveis soluções para os problemas encontrados e o impacto da inteligência artificial na produção farmacêutica como perspetiva futura e as suas vantagens na otimização do processo, a fim de aumentar o rendimento e a produtividade.

CAPÍTULO 1

COMPRESSÃO FARMACÊUTICA: ASPECTOS GERAIS

1- Introdução - Definições

1.1- Compressão

De acordo com a Farmacopeia Europeia, a compressão farmacêutica é o processo de compressão de matérias-primas em pó ou em grânulos para formar comprimidos farmacêuticos. Esta operação é utilizada no fabrico de formas sólidas de medicamentos para uma administração fácil e precisa. A compressão direta, por outro lado, refere-se ao processo de fabrico de comprimidos farmacêuticos através da compressão direta do pó ou dos grânulos da mistura de ingredientes activos e excipientes, sem uma etapa de granulação prévia.

1.2- Tablet

De acordo com a Farmacopeia Europeia, um comprimido é definido como uma preparação sólida que contém uma unidade de fixação de uma (ou mais) substância(s) ativa(s), obtida por aglomeração de um volume constante de partículas por compressão ou por qualquer outro processo adequado, como a extrusão, a moldagem ou a criodessecação (liofilização). Para além da(s) substância(s) ativa(s), os comprimidos contêm geralmente um ou mais excipientes: diluentes, aglutinantes, desintegrantes, agentes de fluxo, lubrificantes, corantes autorizados, aromatizantes, compostos que podem modificar a libertação da substância ativa no trato digestivo. Quando administrados por via oral, os comprimidos destinam-se a ser engolidos, dissolvidos ou desintegrados em água antes da administração. Alguns têm de ser agitados na boca para libertar a substância ativa. Os comprimidos têm geralmente a forma de um cilindro reto, com as superfícies superior e inferior planas ou convexas e os bordos biselados. Podem conter barras de quebra, um acrónimo ou outra marca.

1.2.1- Comprimidos efervescentes

De acordo com a Farmacopeia Europeia, um comprimido efervescente é um comprimido não revestido que contém geralmente substâncias ácidas associadas a carbonatos ou bicarbonatos que reagem rapidamente num meio aquoso para libertar dióxido de carbono. Os comprimidos efervescentes são concebidos para serem dissolvidos ou dispersos em água antes da administração.

1.2.2- Comprimidos revestidos

De acordo com a Farmacopeia Europeia, um comprimido revestido é revestido com uma ou mais camadas de misturas que compreendem diversas substâncias, tais como resinas naturais ou sintéticas, gomas, gelatina, cargas inactivas insolúveis, açúcares, substâncias plastificantes, polióis, ceras, corantes autorizados pela autoridade competente e, por vezes, aromas e substâncias activas. As substâncias utilizadas para o revestimento são geralmente aplicadas sob a forma de solução ou suspensão em condições que favorecem a evaporação do solvente. Quando o revestimento é constituído por uma película de polímero muito fina, o comprimido é designado por película.

1.2.3- Comprimidos gastrorresistentes

De acordo com a Farmacopeia Europeia, um comprimido de libertação modificada é formulado para resistir ao ambiente ácido do estômago e libertar a(s) substância(s) ativa(s) no suco intestinal. Os comprimidos gastrorresistentes são normalmente preparados a partir de grânulos ou partículas já revestidos com um revestimento gastrorresistente ou, em alguns casos, envolvendo os comprimidos numa camada gastrorresistente (comprimidos com revestimento entérico).

1.2.4- Comprimidos de libertação modificada

De acordo com a Farmacopeia Europeia, um comprimido, revestido ou não, é preparado utilizando excipientes especiais, processos especiais ou uma combinação de ambos, com o objetivo de modificar a taxa, o local ou o tempo de libertação da(s) substância(s) ativa(s).

1.2.5- Comprimidos solúveis

De acordo com a Farmacopeia Europeia, um comprimido solúvel é um comprimido não revestido ou revestido por película destinado, antes da administração, a ser dissolvido em água para dar uma solução que pode ser ligeiramente opalescente.

1.2.6- Comprimidos orodispersíveis

De acordo com a Farmacopeia Europeia, um comprimido orodispersível é um comprimido não revestido destinado a ser colocado na boca, onde se dispersa rapidamente antes de ser engolido. Estes comprimidos fazem parte do sistema de libertação acelerada de medicamentos.

1.2.7- Comprimidos dispersíveis

De acordo com a Farmacopeia Europeia, um comprimido dispersível é um comprimido não revestido ou uma película que se destina, antes da administração, a ser disperso em água para obter uma dispersão homogénea.

2- Operações anteriores à compressão

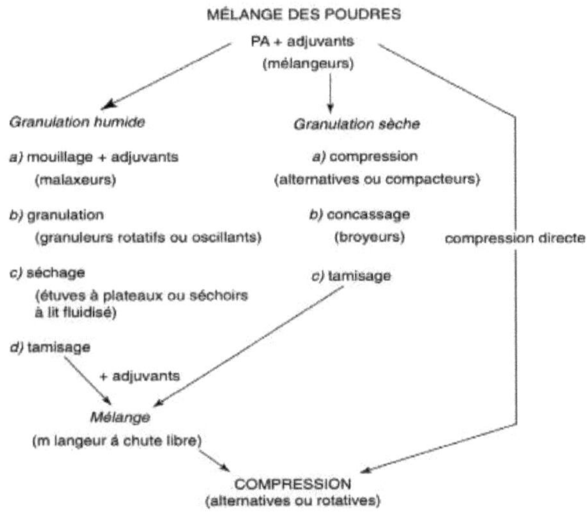

Figura 1: As diferentes possibilidades de fabrico de pastilhas (4)

Como mostra o diagrama acima, exceto no caso de produtos destinados à compressão direta, é necessária uma fase preliminar à compressão: a granulação. O objetivo da granulação é modificar a textura da mistura para aumentar a sua densidade, permitindo um fluxo ótimo na matriz e minimizando a presença de ar entre as partículas. De facto, a presença significativa de ar pode dificultar o processo de compressão. Os dois métodos de granulação mais utilizados são a granulação húmida e a granulação seca.

A granulação a seco é uma operação que envolve a aglomeração de pós através da compressão de uma mistura de pós (compactação ou briquetagem). As compressões resultantes são depois esmagadas ou moídas e peneiradas através de um crivo para obter o tamanho de partícula desejado. Este método é reservado aos ingredientes activos que não toleram a humidade ou a secagem por calor, ou quando o ingrediente ativo é altamente solúvel em água ou álcool. Este processo é mais complexo e mais caro, particularmente quando os briquetes são feitos em máquinas alternativas. Além disso, o processo de fabrico é mais poeirento e o desgaste das máquinas é bastante elevado durante o fabrico dos briquetes, pelo que o rendimento é melhor com um compactador.

A granulação por via húmida consiste na aglomeração de pós utilizando um líquido molhante. As etapas deste processo são as seguintes (5):

• **Mistura das matérias-primas:** O objetivo desta fase é assegurar que o ingrediente ativo e os excipientes são distribuídos uniformemente.

- **Preparação de uma solução aglutinante e transferência para o granulador.**
- **Humedecer os pós e misturar:** O objetivo desta fase é criar ligações entre as partículas, que devem ser suficientemente fortes para resistir ao próprio processo de granulação.
- **Granulação:** Esta fase consiste em misturar o pó e o líquido para obter um grânulo, quer por cisalhamento mecânico quer por pulverização.
- **Distribuição dos grânulos húmidos no tabuleiro:** Esta fase é específica da secagem em estufa.
- **Secagem:** Esta fase reduz a humidade a um nível adequado para evitar a degradação do ingrediente ativo e para facilitar a moldagem. É necessário um nível mínimo de humidade para manter as propriedades físicas de compressibilidade.
- **Calibração: O** objetivo é obter uma distribuição uniforme do tamanho das partículas, passando os grânulos por uma grelha calibrada.
- **Adição de lubrificantes e desintegrantes :** O objetivo da lubrificação é facilitar o fluxo e evitar a aderência do granulado seco nos funis de alimentação e nas máquinas de moldagem.
- **Transferência do grão calibrado para um misturador.**

Estas fases podem ser realizadas em unidades separadas, conhecidas como processos multifásicos, ou numa única unidade conhecida como MGS (Mixer Granulator Dryer), que é conhecida como um processo monofásico (4).

Para a granulação húmida, é o estado capilar que interessa, uma vez que dá a maior coesão à massa.

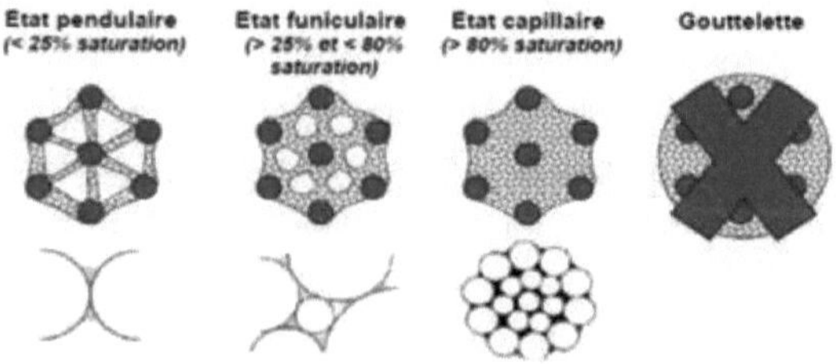

Figura 2: Representação dos estados das partículas durante a granulação Húmido (6)

A vantagem de uma boa granulação é um grânulo com uma boa distribuição granulométrica (70% de grânulos, 30% de partículas finas), para garantir o bom funcionamento do processo de compressão e evitar qualquer interação com o equipamento utilizado para o efeito.

3- Critérios de compatibilidade

É a capacidade que uma substância tem de se comprimir quando é aplicada uma pressão. Esta capacidade depende de vários factores que variam em função das propriedades dos pós utilizados.

3.1- Compressibilidade

Todos os corpos têm a capacidade de ser comprimidos, ou seja, de reduzir o seu volume sob a ação da pressão. A compressibilidade representa a evolução do comportamento de um material em resposta à pressão exercida. É uma caraterística intrínseca de um corpo, que define a sua variação relativa de volume em função da pressão aplicada. Este valor é muito elevado para os gases, baixo para os líquidos e muito baixo para os sólidos comuns (7).

3.2- Fluidez ou escoamento

A fluidez de um pó corresponde à sua capacidade de fluir de forma regular e constante sob a forma de partículas individuais. Nos processos industriais, os sólidos divididos são frequentemente manuseados, transportados ou armazenados em várias fases. Assim, a fluidez dos pós determina o desempenho e o bom funcionamento dos processos, além de influenciar a qualidade do produto final. Um pó com boa fluidez fluirá naturalmente sem ajuda. Em contrapartida, um pó coeso tem uma fraca fluidez, exigindo a utilização de dispositivos mecânicos como a agitação ou a vibração para facilitar o seu movimento. O comportamento dinâmico dos pós à medida que fluem depende de muitas características, o que torna difícil exprimir esta propriedade através de um único índice universalmente aplicável. A fluidez, particularmente para os pós compostos por partículas finas, é largamente influenciada pela intensidade e natureza das forças de interação entre as partículas.

Além disso, a fluidez não é exclusivamente uma propriedade inerente ao pó. Consoante a velocidade do movimento, a humidade ou a temperatura ambiente, um pó pode comportar-se de forma completamente diferente (8).

Existem dois testes habitualmente utilizados:

-        **O teste do funil:** De acordo com a farmacopeia, 100 g de pó devem sair em menos de 10 segundos.

-        **Aptidão para a decantação:** O ensaio é efectuado num volumenómetro de decantação equipado com um tubo de ensaio de 250 ml de capacidade. Deita-se uma amostra de 100 g de pó no tubo de ensaio e aplicam-se movimentos verticais. Durante este ensaio, são efectuadas várias medições:

-        Volume a granel: Reorganização do pó sem compactação : V_o

-        Volume aparente após 10 assentamentos: 7_{10}

-        Volume aparente após 500 assentamentos: 7_{500}

-        $_{10500}$A capacidade de sedimentação é de $7 - Y$. Se a diferença de volume for superior a 20ml, isso é um indício significativo de fluxo deficiente e, portanto, de uma fase de sedimentação significativa. Esta situação reflecte a presença persistente de ar entre as partículas de pó, o que, neste caso, compromete a fluidez (9).

3.3- Outras propriedades

Existem outras propriedades que são igualmente importantes (10) :

Forma das partículas: Pode ser observada utilizando um microscópio eletrónico de varrimento ou um microscópio ótico. Influencia as propriedades comportamentais como o fluxo, a dissolução e a coesão.

Solubilidade: É o volume de líquido necessário para dissolver uma massa específica da substância em questão. A solubilidade aumenta com a temperatura e os produtos amorfos são geralmente mais solúveis do que os produtos cristalinos.

Teor de humidade: três tipos existentes:

•   **Água de constituição:** É a água ligada à fórmula molecular da substância, já presente nos pós iniciais. Pode ser medida pelo método de Karl Fischer.

•   **Água de adsorção:** É a água presente na superfície das partículas em condições de utilização. Pode ser medida pela perda por secagem.

•   **Água livre: é o** excesso de água. Pode ser medida com um medidor de aw. O teor de água é um parâmetro que influencia as propriedades reológicas e a densidade.

Higroscopicidade: É a capacidade de um material atingir um estado de equilíbrio termodinâmico e cinético em condições específicas de temperatura e pressão de vapor de água. Um pó é considerado higroscópico se absorver uma quantidade relativamente grande de água a uma humidade relativa baixa, à temperatura e pressão ambientes.

Eletricidade estática: afecta as propriedades físicas e pode causar :

•   **A aglomeração:** Corresponde à criação de aglomerados e, consequentemente, perturba as operações de compressão e de escoamento.

•   **Demelange:** Pode provocar a aderência às paredes dos aparelhos e favorecer a segregação.

Granulometria: Diz respeito à distribuição do tamanho das partículas. Abaixo de um tamanho crítico, as partículas sofrem forças de atração e repulsão. Aglomeram-se na superfície que as suporta quando a atração é maior do que a repulsão. As técnicas de análise granulométrica incluem a peneiração, a microscopia, a modificação do campo elétrico e a difração da luz, bem como a sedimentação.

Área de superfície específica: É a área de superfície desenvolvida por grama de produto. O método mais comummente utilizado é o método B.E.T. (Brunauer, Emmett e Teller), que é um modelo matemático descrito na Farmacopeia Europeia.

Densidade: É a massa média por unidade de volume. A Farmacopeia Europeia distingue três níveis:

- A densidade verdadeira ou picnométrica corresponde ao volume real, excluindo os vazios intersticiais.
- A densidade das partículas tem em conta a densidade real e a porosidade aberta intra-partícula.
- A densidade aparente depende da densidade das partículas e da sua disposição no leito de pó.

Porosidade: É a relação entre o volume vazio e o volume do pó (11).

4- Fases de compressão

As etapas básicas do processo de moldagem por compressão simples são mostradas esquematicamente na Figura 3. O processo compreende quatro fases principais:

Enchimento da matriz, compressão ou carregamento, descarregamento ou retirada do punção, depois ejeção

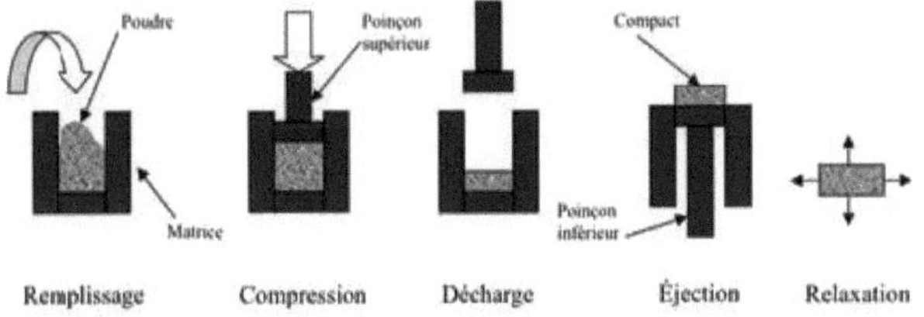

Figura 3: Apresentação do processo de compressão da matriz (12)

4.1- Enchimento

A matriz é normalmente enchida automaticamente nas prensas de comprimidos. O pó flui para dentro da matriz e uma sapata nivela o pó. O fluxo do pó é assegurado pelo efeito combinado da gravidade e da vibração gerada pela sapata. Deve ter-se cuidado com os pós coesivos que fluem mal (nestes casos, é frequentemente efectuada uma operação de granulação) e para garantir que, quando os pós são misturados, não há segregação.

4.2- Compressão

O objetivo desta fase é densificar o pó e moldá-lo em comprimidos. A ponta superior é pressionada contra a matriz, o que é controlado por uma força e uma altura de corte definidas. No início da compressão, as partículas sofrem um rearranjo por deslizamento e rotação para formar pilhas mais densas (13). Este achatamento elimina o excesso de ar do leito de pó e aumenta o número de pontos de contacto entre as partículas. No final desta fase de sedimentação, as partículas perdem a sua capacidade de deslizar umas em relação às outras, o que faz com que o pó resista a ser pressionado. As partículas sofrem então uma deformação de acordo com o seu comportamento mecânico. As partículas frágeis tendem a fragmentar-se, o que leva a um novo rearranjo e a uma maior densificação local. Durante a fragmentação, formam-se novas partículas, recomeçando o processo: rearranjo, deformação reversível e irreversível, emaranhamento e fragmentação até um tamanho crítico mínimo (14). Já as partículas dúcteis tendem a deformar-se irreversivelmente, sem se fragmentarem.

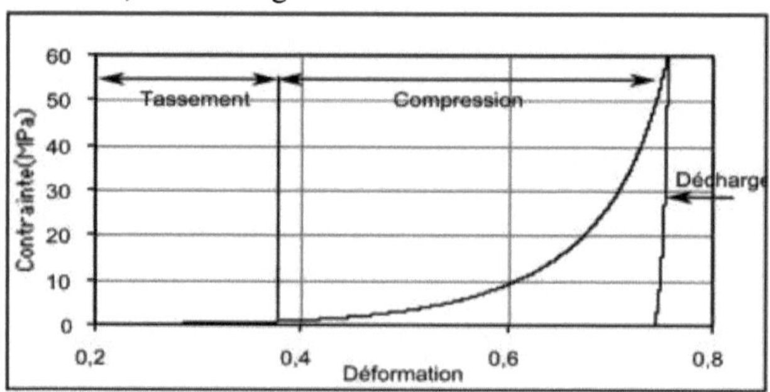

Figura 4: Curva de compressão típica (12)

Este comportamento aumenta a densidade do pó. Durante esta fase, o pó ganha coesão e a pressão aumenta rapidamente.

4.3- Descarga

Durante a fase de compressão, o leito de pó acumula energia devido aos diferentes mecanismos que contribuem para a sua densificação. Uma parte desta energia é armazenada sob forma elástica, em função do comportamento do pó e dos parâmetros do processo de compressão, e será libertada durante a fase de descarga (15). Esta energia armazenada é a fonte da expansão do compacto (16). Durante esta fase de descarga, é possível que o comprimido sofra um ressalto, o que poderia provocar a sua delaminação (9, 12). De facto, após a retirada do punção, o

O pó comprimido é submetido a tensões de tração que podem separar as superfícies inter-articulares. Por conseguinte, em função das propriedades do pó e das condições de compressão, um maior ou menor grau de relaxamento da pastilha pode levar à sua clivagem (9,10).

4.4- Ejeção

Esta operação é efectuada quer levantando o punho inferior, quer baixando a matriz. Durante a ejeção, o comprimido continua a expandir-se e é sujeito a tensões de cisalhamento desiguais (9,10). Estas tensões devem-se principalmente à fricção entre a pastilha e a matriz (19). Durante a ejeção, pode ocorrer a aderência do comprimido às paredes e a clivagem. A Figura 5 mostra uma curva típica que representa a fase de ejeção. No início da ejeção, é necessária uma tensão relativamente elevada para iniciar o movimento do comprimido, que depois diminui gradualmente até a ejeção estar completa.

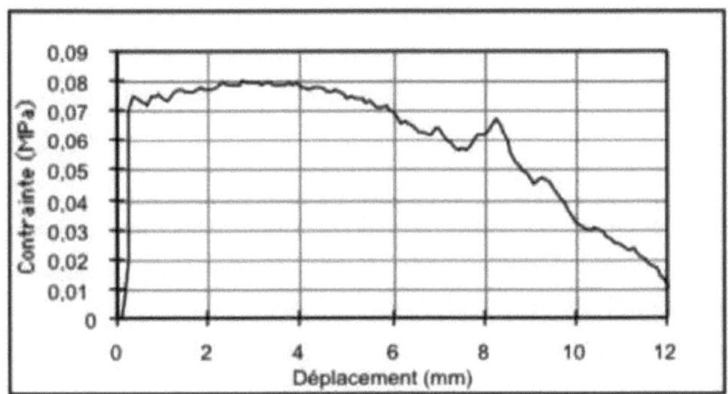

Figura 5: Curva de ejeção de um comprimido de celulose microcristalina em pó (12)

4.5- Relaxamento

Após a rejeição do comprimido, este continua a sofrer uma expansão que o leva progressivamente a um estado de equilíbrio estável. No entanto, se o pó utilizado for sensível à humidade ou se outros factores estiverem envolvidos, podem formar-se fissuras no comprimido durante este processo (12).

4.6- Anexo de funcionamento: despoeiramento

Quando saem das prensas, as pastilhas estão geralmente cheias de pó. Para remover este pó residual, são normalmente utilizados vários métodos, tais como a passagem sobre uma grelha ou placa perfurada, ou por sucção (4).

A nossa compreensão da compactação de pós é ainda limitada pelo número e complexidade das fases e parâmetros que regem o processo de compressão. De facto, vários mecanismos, como o rearranjo das partículas, a fragmentação e as deformações reversíveis e irreversíveis, podem ocorrer simultânea ou sucessivamente. Além disso, os comprimidos contêm não só o ingrediente ativo, mas também excipientes, aglutinantes, lubrificantes e corantes, cada um dos quais se comporta de forma diferente. A previsão do seu comportamento quando misturados está a revelar-se difícil (20).

5- Mecanismos envolvidos na coesão compressiva

A compressão cria um certo número de pontos de contacto entre as partículas. No entanto, um compacto só se forma se forem estabelecidas ligações entre esses pontos. Os mecanismos de ligação envolvidos na coesão do compacto são diversos e a sua importância varia consoante a natureza das partículas. Estes mecanismos foram classificados de acordo com o que induzem (16,17):

5.1- Pontes sólidas

Estas pontes são construídas através de reacções químicas, fusões parciais ou cristalização.

5.2- Forças de atração

O pó é constituído por um conjunto de grãos dispersos num gás, geralmente o ar, onde as partículas permanecem em contacto. Este contacto é devido à gravidade e às atracções interpartículas. Estas interacções são influenciadas pela natureza das partículas e pela distância que as separa. No caso de um pó simples, estas interacções são designadas por forças de coesão, enquanto que no caso de uma mistura, estas forças são de natureza adesiva. Podem ser identificados três tipos principais de interação:

• **Interacções electrostáticas:** Correspondem às forças de atração entre duas cargas q1, q2, a uma distância r. Actuam à distância com uma força F12, de acordo com a lei de Coulomb (23):

F12 =

4ner[f]

[292]Ou a constante universal 1/(**4er**) é 9,10 N.m /(CouZomb)^2

• **Interacções moleculares: Tal** como as forças de Van der Waals, estas forças actuam a distâncias interatómicas da ordem dos 10 nm (24).

• **Forças capilares:** Para os pós húmidos que contêm uma certa quantidade de água, as forças capilares são frequentemente responsáveis pelo estabelecimento de pontes líquidas (22).

5.3- Encapsulamento

As ligações interpartículas podem ser formadas por emaranhamento. A extensão destes mecanismos de ligação depende das condições de funcionamento e das propriedades do pó, resultando numa espécie de coesão aparente sem qualquer atração física ou química, devido à forma e à rugosidade das partículas (10).

6- As diferentes deformações

Durante um ciclo de compressão, as partículas sofrem deformação e podem eventualmente fragmentar-se à medida que o punção se afunda na matriz. Quando as partículas são comprimidas e não há mais espaço, elas não podem se mover. O esmagamento pelo pino provoca então deformações, das quais existem três tipos distintos (10):

6.1- Deformação elástica

Diz-se que um corpo é elástico quando é capaz de voltar à sua forma original. Quando comprimido, sofre uma deformação, mas quando a força é libertada, volta à sua forma original, o que significa que a deformação é reversível. Este tipo de deformação não é propício à formação de compactos (22,23).

6.2- Deformação plástica

Diz-se que um sólido é plástico quando não pode voltar à sua forma original. Quando é comprimido, sofre uma deformação que persiste mesmo quando a força deixa de ser aplicada, o que significa que a deformação é irreversível. É precisamente esta deformação permanente que se procura para obter materiais comprimidos, uma vez que provoca o emaranhamento das partículas e, consequentemente, a sua coesão (22, 23, 24).

6.3- Fragmentação

A fragmentação refere-se ao processo de rutura do sólido sob a aplicação de uma força. Esta rutura é também irreversível.

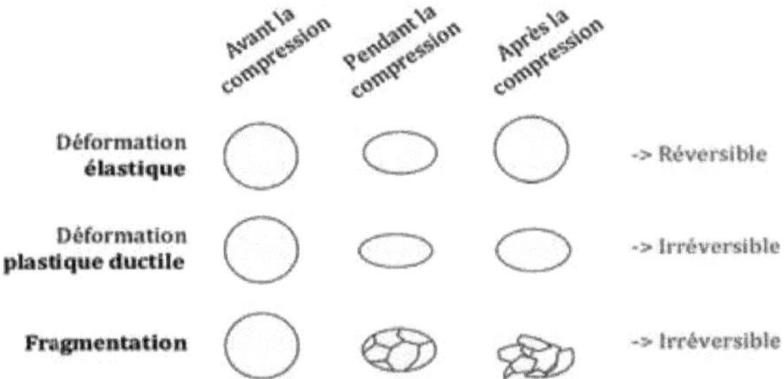

Figura 6: Diagrama mostrando as três deformações possíveis após a compressão (28)

A Figura 7 mostra uma curva tensão-deformação. A primeira parte da curva corresponde à lei de Hooke, que dá a seguinte relação linear:

$$\sigma = \epsilon$$

Com :

- σ : Tensão normal (MPa)

- $\epsilon : \frac{\Delta l}{l}$ Deformação relativa (%)

- E: Módulo de Young (MPa) ou elasticidade no caso de compressão uniaxial.

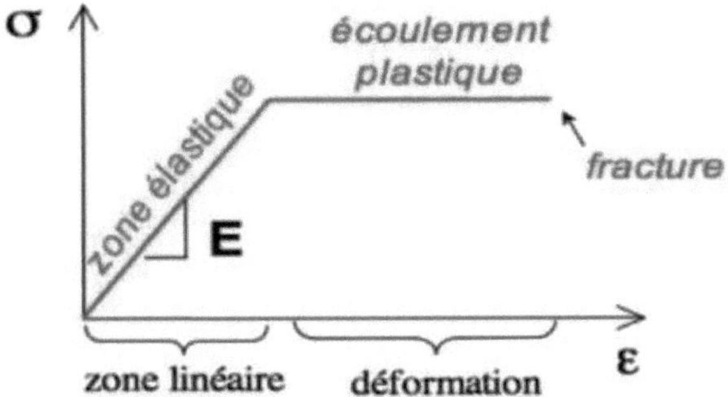

Figura 7: Ciclo de comportamento de um sólido deformável sob tensão (29)

7- Caso especial: Compressão direta

A compressão direta é o processo mais básico utilizado na compressão farmacêutica. Envolve simplesmente a compressão de uma mistura de pós, incluindo ingredientes activos e excipientes. No entanto, este processo requer pós com características físico-químicas específicas. Em primeiro lugar, para permitir a formação de um compacto sob o efeito da pressão, os pós devem ser compactáveis, ou seja, devem ser capazes de desenvolver coesão. Além disso, devem ser fluidos. De facto, dado que o processo inclui um sistema de alimentação de têmpera, é necessário que os pós possam fluir suficiente e regularmente (30).

8- Aplicações

No final do processo de compressão, os comprimidos resultantes apresentam uma variedade de formas. A forma mais comum é a redonda, em que as matrizes são cilíndricas e o seu diâmetro varia em função da sua massa unitária. No entanto, também podem adotar formas ovais, quadradas, biconvexas ou ovóides, etc. Consoante a forma dos punções, as pastilhas podem ser planas, abauladas, chanfradas, gravadas, o que permite inscrições em relevo para efeitos de identificação, ou com uma barra de segurança constituída por uma ou duas ranhuras em forma de cruz, como mostra a figura seguinte (4).

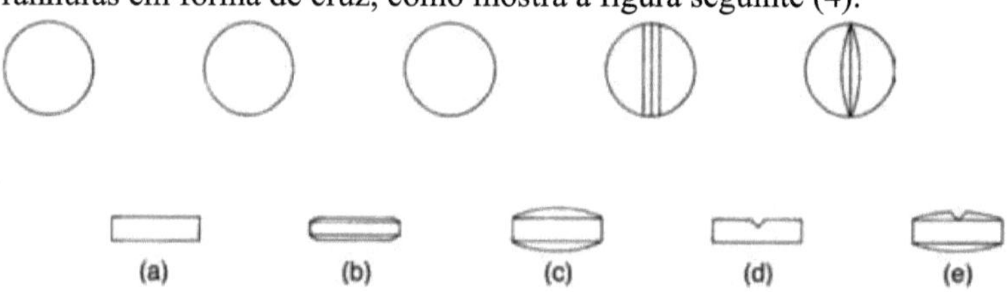

Figura 8: Diferentes formas de pastilhas nuas (4)

(a) Mesa plana
(b) Prensa com chanfro
(c) comprimido bombeado
(d) e e) : Comprimidos secos

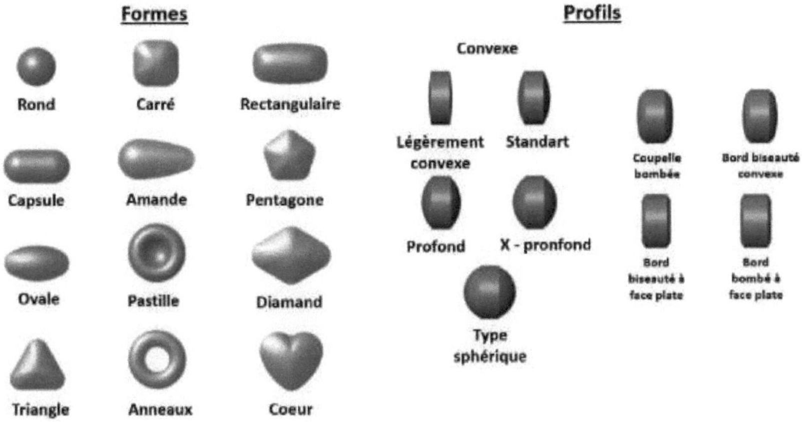

Figura 9: Diferentes formas de pastilhas (31)

Os comprimidos variam em tamanho e massa. No entanto, as dimensões situam-se geralmente entre 5 e 17 mm, e a massa entre 0,1 e 1,0 g.

De um ponto de vista visual, o principal objetivo da atribuição de cores aos comprimidos é facilitar o cumprimento do tratamento, em especial para as pessoas idosas que têm de tomar diariamente um grande número de medicamentos, o que pode conduzir a erros. Este código de cores é também uma ferramenta valiosa para o pessoal médico responsável pela preparação e administração de medicamentos nos hospitais e farmácias. Nos locais de produção, esta diferenciação ajuda a simplificar o processo de limpeza das linhas de produção, reduzindo assim o risco de contaminação cruzada.

Desde os anos 70, numerosos estudos debruçaram-se igualmente sobre a importância comercial das cores dos comprimidos. Para além do aspeto comercial, a eficácia "psicológica" é particularmente procurada, uma vez que as cores azul e verde são geralmente as mais populares.

As cores laranja, vermelho e amarelo estão associadas a propriedades estimulantes. Sabe-se, por exemplo, que um soporífero é menos vendido se for de cor vermelha do que azul (31).

Estes comprimidos são depois utilizados para revestimento farmacêutico (revestimento com película, revestimento com açúcar) ou diretamente para embalagem primária, onde podem ser utilizados blisters, tubos, garrafas de vidro, metal ou plástico.

A vantagem de uma boa compressão é que os comprimidos estão em conformidade com as especificações exigidas pelas várias inspecções, mas também para evitar quaisquer problemas durante as operações de revestimento, tais como fissuras, pontos de baixo contraste, etc., e durante a embalagem.

Comprimidos quebrados, lascados ou até mesmo rachados podem levar a uma embalagem defeituosa, resultando em uma etapa adicional de deblistering ou perda de produto, afetando assim o rendimento final (32).

1.1- Comprimidos Tab-in-Tab

Os comprimidos Tab-in-Tab representam uma categoria de comprimidos farmacêuticos concebidos para libertar uma substância ativa no organismo, com o chamado tempo de atraso após a administração do comprimido, de acordo com uma cinética de libertação definida. Pertencentes à classe das formas farmacêuticas de libertação retardada, estes comprimidos são utilizados em particular para o tratamento de doenças com sintomas noturnos. A sua conceção baseia-se numa estrutura núcleo/casca, em que o núcleo contém a substância ativa. Os comprimidos Tab-in-Tab são produzidos de duas formas diferentes compressão de pós farmacêuticos. Inicialmente, o comprimido oco é produzido por compressão convencional e, em seguida, é formado um invólucro sólido à sua volta durante a compressão de revestimento, utilizando um pó desprovido de ingredientes activos (28).

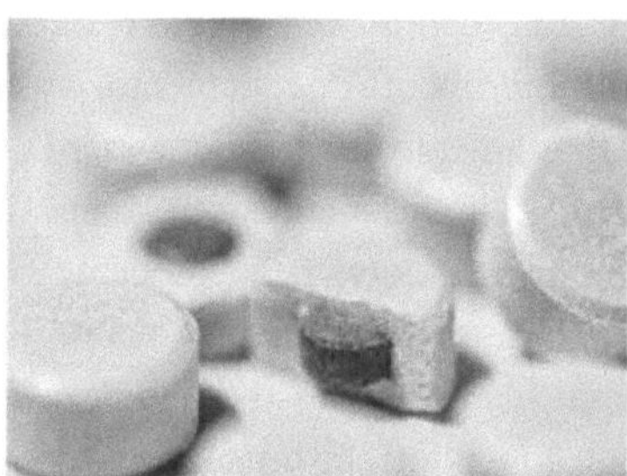

Figura 10: Comprimidos Tab-in-Tab (28)

1.2- comprimidos multicamadas

Alguns comprimidos são apresentados sob a forma de multicamadas, geralmente bicamadas ou tricamadas, o que permite combinar duas ou mais substâncias activas numa única forma de dosagem. A combinação de vários medicamentos numa única dose oferece vantagens aos doentes em termos de comodidade, reduzindo a carga de dosagem e melhorando a adesão, como no caso de doenças que requerem tratamento crónico, como a diabetes, a hipertensão, etc., ...mas também para separar várias substâncias. ingredientes activos incompatíveis, ou simplesmente para controlar a cinética de libertação, assegurando um efeito retardado (33).

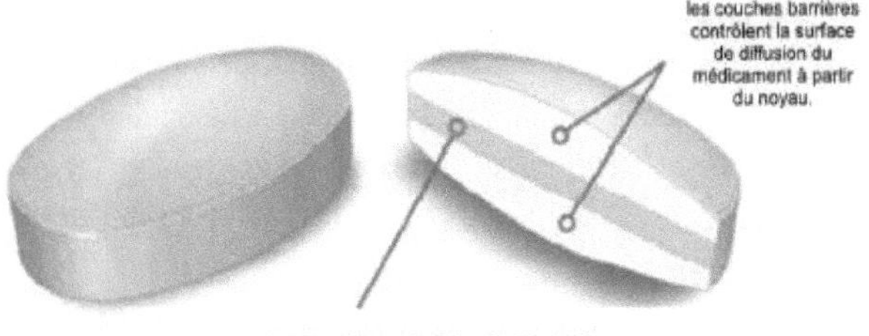

Figura 11: Comprimido de camada tripla (33)

A produção de comprimidos de duas camadas envolve a compressão sequencial de camadas de diferentes formulações de fármacos umas sobre as outras, como se mostra na Figura 12 . A primeira camada é adicionada à matriz e é aplicada uma primeira força de compressão F1. Normalmente, a magnitude de F1 é relativamente pequena, uma vez que F1 é frequentemente utilizada apenas como uma força de compactação para minimizar a mistura entre a primeira e a segunda camadas e proporcionar uma superfície uniforme. A segunda camada é então adicionada à matriz, no topo da primeira camada, e é aplicada uma segunda força de compressão F2 para formar o compacto (34).

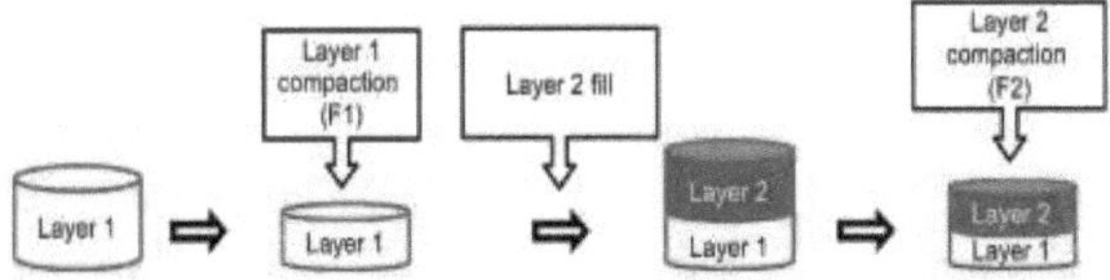

Figura 12: Ilustração do processo de compressão de um comprimido de duas camadas
(34)

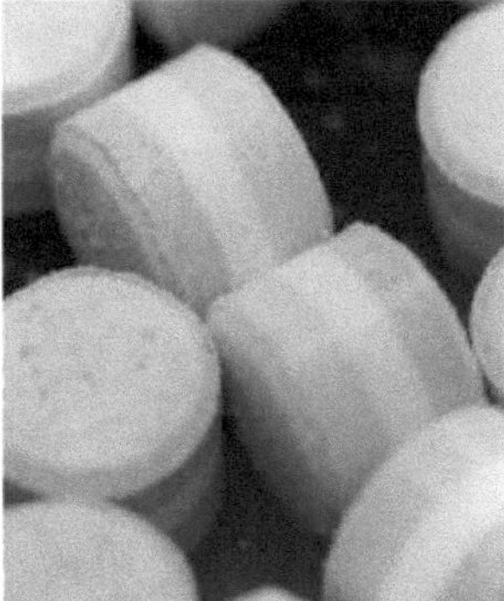

Figura 13: Ilustração de comprimidos multicamadas (35)

9- Controlos nos tablets

Na indústria farmacêutica, um lote fabricado não pode ser libertado sem ter sido submetido aos testes necessários para determinar se está ou não em conformidade com as especificações. Seguem-se os principais testes efectuados a um comprimido acabado:

9.1- Ensaios organolépticos

Este é o primeiro exame macroscópico efectuado visualmente e permite anotar as anomalias observadas, tais como :

- A homogeneidade dos pós
- A presença ou ausência de fissuras
- Brilho
- Rugosite
- A divisão
- A cor

9.2- Controlos farmacotécnicos

9.2.1- Desagregação de comprimidos e cápsulas

Este teste destina-se a determinar a capacidade dos comprimidos ou cápsulas para se desintegrarem dentro de um tempo prescrito, num meio líquido e nas condições experimentais descritas abaixo. Para efetuar o ensaio, utiliza-se um aparelho de plástico com seis tanques imersos num banho. Considera-se que a desagregação está completa quando todos os comprimidos passam pela grelha. São retirados seis comprimidos de cada lote de produção. Cada comprimido é colocado individualmente numa das cubas e a máquina é posta em funcionamento, reproduzindo o movimento do estômago por meio de movimentos horizontais e verticais. O tempo de desagregação é então medido e deve respeitar as diferentes especificações indicadas no quadro II, consoante o tipo de comprimido (36).

Quadro 1: Normas da Farmacopeia Europeia sobre desagregação de comprimidos

comprimidos (36)

Comprimidos	Tempo (min)	Meio de dispersão	Temperatura do meio (°C)
Sem revestimento	15	água	36-38
Revestimento	60	água	36-38
Dispersível	< 3	água	15-25
Solúvel	< 3	água	15-25

No caso dos comprimidos efervescentes, o comprimido é colocado num recipiente contendo 200 ml de água destilada mantida a uma temperatura de 15 a 25°C. A desagregação completa do comprimido deve ser alcançada em menos de 5 minutos, resultando na formação de múltiplas bolhas de gás.

9.2.2- Uniformidade de massa de preparações de dose única

De acordo com a Farmacopeia Europeia, 20 unidades seleccionadas aleatoriamente são pesadas e a massa média é determinada. Como resultado, a massa individual de não mais de 2 das 20 unidades pode desviar-se da massa média em mais do que a percentagem indicada no quadro 2, mas a massa de nenhuma unidade pode desviar-se em mais do dobro desta percentagem (37).

Quadro 2: Desvio admissível para a uniformidade de massa de comprimidos revestidos

ou revestidos por película de acordo com a Farmacopeia Europeia (37)

Peso médio	Desvios-limite em percentagem da massa média	Desvios não tolerados
X< 80 mg	± 10%	± 20%
80 mg < X < 250 mg	± 7.5%	± 15%
X> 250 mg	± 5%	± 10%

9.2.3- Uniformidade de conteúdo das preparações de dose única

O teste de uniformidade do teor das preparações de dose única baseia-se na determinação do teor individual da(s) substância(s) ativa(s) nas unidades que constituem a amostra. Este teste verifica se os teores individuais das substâncias activas se encontram dentro dos limites estabelecidos em relação ao teor médio da amostra.

Para realizar este teste, é necessário dosear a substância ativa presente em cada comprimido. São colhidas dez unidades da preparação a testar e doseadas individualmente utilizando um método analítico adequado. É efectuado um doseamento específico da substância ativa para cada unidade, a fim de determinar com precisão a sua concentração.

O resultado obtido deve situar-se a cerca de 15% da média. Se um valor se situar entre 15% e 25% da média, é necessário efetuar um novo teste, tomando mais 20 comprimidos. No entanto, nenhum destes valores deve exceder 25% da média estabelecida (38).

9.2.4- Friabilidade dos comprimidos não revestidos

O objetivo deste ensaio é medir a friabilidade dos compactos não revestidos em condições definidas. A friabilidade refere-se ao fenómeno em que a superfície dos compactos é danificada, mostra sinais de abrasão ou quebra devido a impacto mecânico ou atrito. O objetivo deste teste é avaliar a resistência dos comprimidos durante a embalagem, o revestimento e o transporte.

Para efetuar este teste, é necessário colher um número de comprimidos inteiros tão próximo quanto possível de uma massa de 6,5 g para comprimidos com uma massa unitária de 650 mg ou menos. No entanto, para os comprimidos com uma massa superior a 650 mg, deve ser recolhida uma amostra de 10 comprimidos inteiros. Antes do teste, estes comprimidos são cuidadosamente polvilhados.

Os comprimidos a testar são então colocados num tambor rotativo. O tambor é rodado 100 vezes. Em cada rotação, os comprimidos rolam ou deslizam e caem sobre a parede do tambor ou uns sobre os outros. Desta forma, são sujeitos a fricção e a quedas durante um determinado período de tempo. Os comprimidos são pesados. A perda de massa deve ser mínima, não excedendo 1%, caso contrário, isso indicaria que os comprimidos não estão em boas condições.

capazes de suportar o manuseamento a que serão sujeitos até à sua utilização (39).

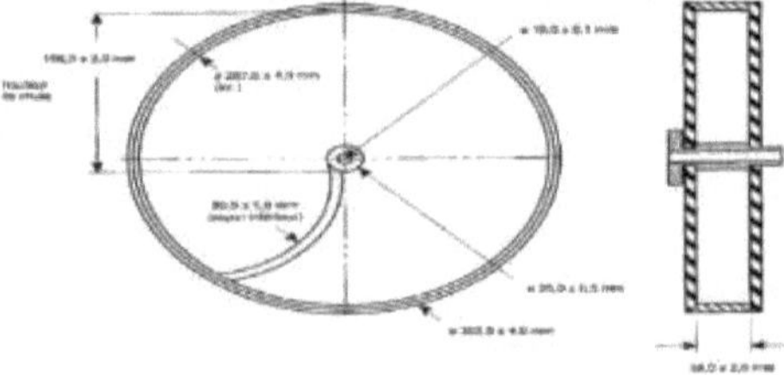

Figura 14: dimensões do friabilímetro de acordo com a farmacopeia (39)

9.2.5- Resistência à quebra de comprimidos

Este ensaio foi concebido para determinar, em condições definidas, a resistência à rutura dos comprimidos, medida pela força necessária para provocar a sua rutura por esmagamento.

A dureza do comprimido é um parâmetro chave que influencia a delaminação. É, por isso, essencial monitorizar este parâmetro regularmente durante a compressão, em intervalos de tempo regulares, de modo a ajustar a força de compressão, se necessário. São utilizados dispositivos especiais para determinar a pressão mínima necessária para quebrar uma compressa. A compressa é sujeita a uma pressão crescente até ser esmagada.

Para efetuar este teste, a pastilha deve ser colocada entre as garras do dispositivo, tendo em conta a sua forma, a barra de segurança e a eventual gravação. Para cada determinação, é essencial orientar a pastilha da mesma forma em relação à direção em que a força é aplicada. As medições são efectuadas em 10 pastilhas, tendo o cuidado de remover quaisquer detritos antes de cada determinação. Os resultados são expressos em valores médios, mínimos e máximos das forças medidas em newtons.

É igualmente importante especificar o tipo de dispositivo utilizado e, se for caso disso, a orientação dos comprimidos (40).

Note-se que estes testes são efectuados no início de cada lote, durante e no final da compressão.

Para os ensaios de compressão em processo (IPC), cada indústria determina a frequência com que estes ensaios são efectuados e realizados.

9.3- Controlo de qualidade microbiológico

Durante a produção de uma preparação farmacêutica, qualquer que seja a sua formulação, é imperativo garantir uma qualidade microbiológica infalível. Isto implica a aplicação de medidas adequadas ao longo de todo o processo farmacêutico, em estrita conformidade com as Boas Práticas de Fabrico (BPF). As exigências da Farmacopeia Europeia (Ph Eur) variam consoante a categoria do medicamento. Para os comprimidos, que são considerados preparações não estéreis, a Ph Eur especifica que deve ser detectado um máximo de 103 unidades formadoras de colónias (UFC) de germes aeróbios e 102 UFC de bolores e leveduras por grama durante os testes microbiológicos efectuados no Laboratório de Controlo de Qualidade (LCC) (Ph Eur. 2.6.12, 2.6.13, 5.1.4).

10- Conclusão

A compreensão dos mecanismos envolvidos no processo de compressão é de extrema importância para poder influenciar efetivamente a formação de compactos durante a moldagem de pós e identificar as fases cruciais desta operação. Além disso, uma apresentação detalhada dos vários métodos de estudo e controlo dos compactos é de grande importância, uma vez que fornece as ferramentas necessárias para garantir que o processo decorre sem problemas, tanto durante o desenvolvimento como durante a produção industrial.

Vamos agora analisar mais detalhadamente os métodos de compressão, ou seja, a compressão em máquinas recíprocas e rotativas, bem como o equipamento acessório e as ferramentas para cada processo.

CAPÍTULO 2

MATERIAL E MÉTODOS DE COMPRESSÃO

1- Compressão numa máquina de movimento alternativo

Historicamente, a compressão foi inicialmente efectuada em máquinas de movimento alternativo antes de se concentrar principalmente em máquinas rotativas. Embora o princípio seja o mesmo, é mais cómodo descrevê-lo primeiro com as primeiras, que são muito mais simples (4).

1.1- Prensas alternativas

A produção horária destas máquinas varia entre 1.500 e 6.000 comprimidos por hora, o que limita a sua utilização ao fabrico de pequenos lotes. Para desenvolver novas fórmulas de comprimidos, algumas máquinas estão equipadas com sistemas de análise de extensómetros. Estes sistemas permitem medir as forças aplicadas e seguir a deslocação do punho superior ao longo das diferentes fases de compressão, bem como avaliar a compressibilidade de um pó ou de um grão (41). As prensas de comprimidos alternativas são constituídas por uma única estação e centram-se em quatro elementos principais:

• Os fistons superior e inferior, cujos movimentos verticais são perfeitamente controlados por um sistema de discos e parafusos.

• A matriz tem um orifício cilíndrico vertical.

• a tremonha e a sapata de alimentação, que se move para encher, nivelar e ajudar a ejetar o compacto (4).

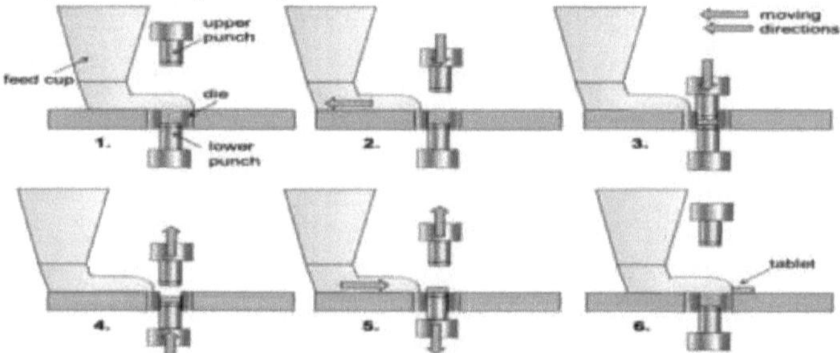

Figura 15: Ciclo de funcionamento das prensas de comprimidos alternativos, mostrando a direção do movimento da ferramenta (42)

1.2- Fases de compressão numa máquina de movimento alternativo

A posição fixa do punho inferior determina o volume de pó a comprimir e não se altera durante a compressão. É o punho superior que exerce a força de compressão e determina a resistência à rutura do compacto. Finalmente, o punho inferior move-se para cima e a sapata de alimentação completa a ejeção do comprimido, iniciando uma nova fase de enchimento. Todas estas diferentes fases e movimentos da máquina e das ferramentas são sincronizados mecanicamente (4).

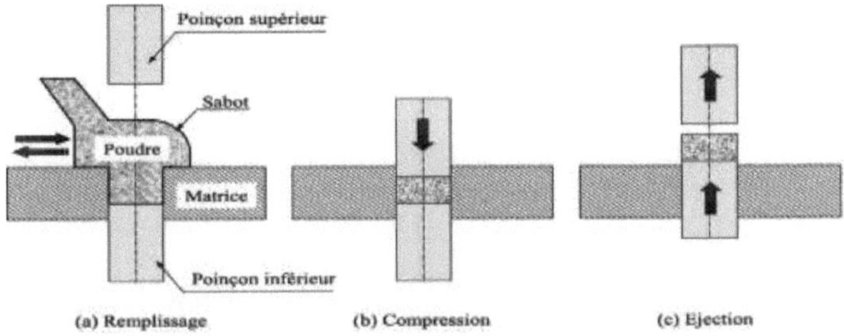

Figura 16: Diferentes fases de compressão numa máquina de movimento alternativo (43)

1.3- Vantagens e desvantagens da compressão numa máquina de movimento alternativo

As vantagens incluem

- Controlo mais preciso do tablet.
- Pode ser produzida uma grande variedade de formas de pastilhas.
- Esta técnica é mais adequada para a produção de pequenos lotes.
- As máquinas são menos dispendiosas.
- Ajuste e limpeza mais fáceis entre duas produções diferentes.

As desvantagens deste método são as seguintes:

- Restrições de formulação.
- Uma taxa de produção limitada e, consequentemente, um baixo rendimento e rentabilidade para a indústria farmacêutica.

É pelas razões acima mencionadas (desvantagens) que a maioria dos fabricantes abandonou este método de compressão numa máquina de movimento alternativo, que se tornou assim um método ultrapassado (3,35).

2- Compressão em máquinas rotativas

2.1- Prensas rotativas

A produção horária de uma prensa rotativa moderna varia entre 50 000 e 10 000 comprimidos por hora, consoante o número de câmaras de compressão e de punções. Estas máquinas continuam a ser as únicas utilizadas para o fabrico de grandes lotes (4).

A compressão nas prensas rotativas é efectuada entre dois punções, mas existem diferenças importantes em relação às prensas alternativas. Ao contrário do sistema de distribuição fixo constituído por uma tremonha e uma sapata, são os conjuntos de matriz e punção, dispostos numa placa circular, que se deslocam horizontalmente. A compressão efectua-se progressivamente à medida que os dois punções se aproximam um do outro. Desta forma, a força necessária para obter os compactos é aplicada progressivamente em ambos os lados da mistura de pós, de forma menos brusca do que no caso de uma prensa de movimento alternativo (41).

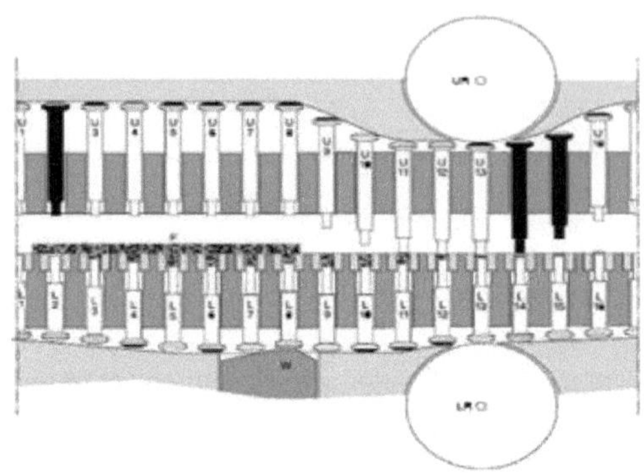

Figura 17: Princípio de funcionamento de uma prensa rotativa (45)

O sistema de prensa rotativa baseia-se na utilização de uma pista de cames que guia os punções ao longo do processo. Estes cames mantêm os punções superiores e inferiores em posição e guiam-nos através das várias fases do ciclo de compressão. Quando a prensa está em movimento, os punções seguem a trajetória da came e deslocam-se para cima e para baixo.

O volume da câmara de compressão e, por conseguinte, o peso, são regulados através do ajuste da posição da calha inferior onde o sistema de punção passa pela estação de enchimento. Cada vez mais, o processo de enchimento desenrola-se em duas fases: numa primeira fase, o punção inferior é ligeiramente baixado para que a câmara de compressão possa conter uma ligeira sobrecarga de grão e, numa segunda fase, é elevado para uma posição que corresponda exatamente ao peso de grão desejado. O excesso de grão é então retirado por nivelamento. Este método permite um enchimento mais homogéneo. Outra melhoria possível consiste em baixar o ponto inferior após o corte, de modo a que o ponto superior entre em contacto com os grãos abaixo do nível da matriz. Isto reduz a dispersão do pó (4).

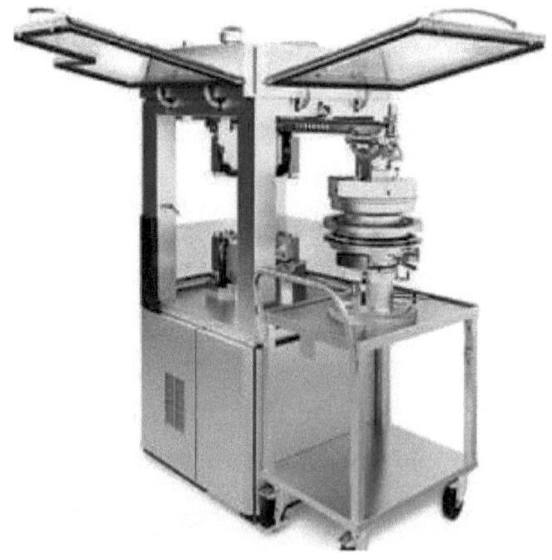

(■
Figura 18: Exemplo de uma prensa rotativa FETTE F20i (47)

2.2- Prensa rotativa com torre intermutável

Com o objetivo de melhorar o desempenho, as indústrias estão a adotar gradualmente as várias inovações propostas pelos fabricantes.

O objetivo é reduzir o tempo necessário para mudar de formato, utilizando torres intermutáveis. Isto significa que a limpeza pode ser efectuada ao mesmo tempo, o que permite poupar tempo. No entanto, é No entanto, continua a ser necessário limpar a estrutura interna da prensa após a desmontagem da torreta, o que limita de certa forma os ganhos de desempenho proporcionados por esta inovação.

Por conseguinte, é crucial poder ajustar facilmente uma prensa ao produto a fabricar, a fim de otimizar a produtividade e permanecer competitivo no mercado (48).

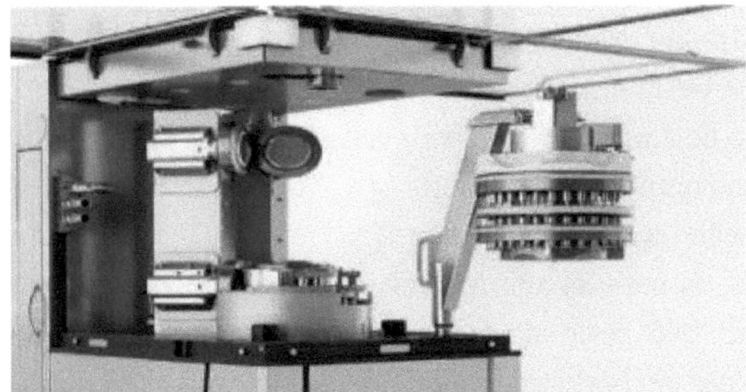

Figura 19: Prensa rotativa com torre intermutável (48)

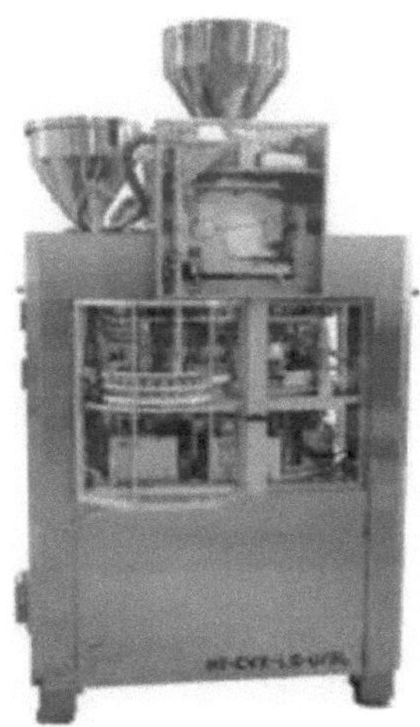

Figura 20: Exemplo de uma prensa rotativa HATA CVX (49)

A prensa de comprimidos Hata CVX, com as suas torretas intercambiáveis, expande-se graças à capacidade de produzir comprimidos em duas ou três camadas na mesma máquina. Um sistema exclusivo de estrutura de alimentação selada, com portas de sucção especiais na frente de cada sapata de alimentação, elimina qualquer risco de contaminação cruzada e garante uma delineação extremamente limpa das camadas de comprimidos. As prensas multicamadas CVX podem ser rapidamente convertidas entre configurações de camada simples, dupla e tripla, sem comprometer a velocidade de produção ou a qualidade dos comprimidos (49).

2.3- Vantagens e desvantagens da compressão em máquinas rotativas

As vantagens da compressão numa máquina rotativa são as seguintes

*   Uma taxa de produção muito elevada, adequada para a produção industrial em grande escala e, consequentemente, rendimentos mais elevados.
*   Menos compressão súbita.
*   Máquinas silenciosas.
*   Automatização avançada.

As desvantagens desta máquina:

*   Um custo de aquisição inicial elevado.
*   Alteração complexa do formato.
*   Manutenção regular e exigente (4)

Por estas razões, as prensas alternativas já não são adequadas para a produção à escala industrial. No resto deste capítulo e na revisão da literatura, vamos concentrar-nos nas prensas rotativas e nos seus vários parâmetros de controlo e equipamento auxiliar.

*   **Quadro 3**: Comparação entre a compressão numa máquina de movimento alternativo e

a compressão numa máquina rotativa

Parâmetros	Imprensa alternativa	Prensa rotativa
Número de matrizes	1	Até 100
Taxa de produção (cP/h)	De 100 a 10 000	Até 1 000 000 de euros
Punho de compressão	Superior	Superior e inferior
Fases do ciclo de compressão	Enchimento Raspagem Compressão Ejeção	Enchimento Dosagem Corte Pré-compressão Compressão Ejeção
Equipamento	Plataforma fixa	Torre giratória
Benefícios	Possibilidade de ferramentas de estudo para o desenvolvimento	Elevada velocidade de produção
	Instalação de enchimento manual	Reprodutibilidade do ciclo

	Baixo consumo de pó	-
Desvantagens	Não é adequado para grandes lotes	Inútil para o desenvolvimento devido ao elevado consumo de pós
	Compressão unilateral	-

• **Quadro 4:** Principais parâmetros de regulação de uma prensa de comprimidos FETTE P3030 (50)

Parâmetros	**Descrição**	**Critérios de alerta ou de paragem**
Srel % força de compressão principal	Desvio padrão relativo da força de compressão principal em percentagem	Se o valor real for superior ao valor definido, as luzes verdes piscam como sinal de aviso, mas a máquina continua em funcionamento.
Srel % força de compressão principal	Desvio-padrão relativo da força de compressão principal em percentagem máxima	Se a força de compressão principal Srel exceder o ponto de regulação do parâmetro Srel max, a máquina pára.
Valor limite individual máx.	Limite superior e inferior do valor individual em percentagem máxima (Força de compressão principal em % (+ -))	Se uma força de compressão principal exceder este valor limite individual, a máquina pára.
Força de compressão principal VM (KN)	O valor definido da força de compressão necessária para a dureza do comprimido em KN	-
Compressão principal VM valor máximo em %	Valor médio máximo em percentagem. É introduzido o desvio máximo permitido do valor definido da força de compressão principal VM.	Se a força de compressão principal VM exceder o valor médio máximo, a máquina pára.

3- Princípios de regulamentação

3.1- Regulamentação primária

A prensa tem a capacidade de medir a força (ou deslocamento) resultante da compressão de cada punho. Esta medição é importante para a gestão de comprimidos não conformes.

Os processos farmacêuticos não estão isentos de variações e, mesmo que se façam esforços consideráveis para controlar a massa, continua a ser impossível produzir comprimidos de massa idêntica. No entanto, para otimizar as possibilidades de manter um peso constante durante toda a produção, as prensas de comprimidos estão equipadas com sistemas de controlo, o primeiro dos quais é o controlo primário.

Esta regulação ocorre no came de dosagem, influenciando o volume contido na câmara de compressão. A prensa mede a força gerada pela compressão de cada comprimido individual e, em seguida, calcula a força média necessária para a compressão em todas as estações. Uma vez estabelecido o valor desejado da força de compressão, o sistema de controlo da prensa trata as flutuações na força como estando associadas a alterações na massa. O circuito de controlo primário representa o mecanismo para ajustar o volume de enchimento (e, portanto, a massa da prensa) em resposta a variações na força de compressão, de modo a restabelecer o valor definido (51).

3.2- Regulamento secundário

Em função da variação da massa das prensas, a regulação secundária intervém quer sobre a força alvo, quer sobre o espaçamento dos rolos, consoante a tecnologia adoptada pelo fabricante. Esta caraterística é exclusiva das prensas equipadas com testadores em linha.

São recolhidas amostras automáticas, transferidas para o testador por gravidade ou venturi, e o peso médio é calculado. Se este peso médio se desviar da massa predefinida, a prensa ajusta a força-alvo ou o espaçamento dos rolos em conformidade.

Por exemplo, utilizando a tecnologia de "força-alvo", se o peso médio medido for inferior ao normal, o testador avisa a prensa, através do PLC, para procurar uma força superior. A regulação primária entra em ação ajustando a altura de enchimento, baixando o came de dosagem para permitir que a prensa regresse à força-alvo. Isto resulta num aumento do volume de pellets na câmara de compressão e, consequentemente, num aumento do peso médio.

Com a tecnologia de "rolos", por outro lado, o testador, através do PLC, controla a distância entre os rolos de compressão (uma variação minúscula que tem muito pouco efeito na espessura, mas um efeito significativo na força). A força detectada diminui, à medida que o espaço entre os fistons aumenta e o volume de pó permanece inalterado. O controlo primário, mais uma vez, ajusta o came de dosagem para levar a prensa à força pretendida, resultando num aumento do peso médio (52).

4- Ferramentas

Os punções e as matrizes são elementos intermutáveis em vários equipamentos. A interoperabilidade dos punções desempenha um papel importante na redução dos custos, do tempo de inventário e das variações durante a expansão da produção. As ferramentas podem ser feitas à medida, o que exige uma seleção cuidadosa do modelo. A precisão das ferramentas e o seu estado sem desgaste são de importância primordial no fabrico de pastilhas de alta qualidade. Os materiais utilizados, como o aço e o bronze, devem ser suficientemente resistentes para garantir uma utilização a longo prazo. São aplicados vários tratamentos e revestimentos para melhorar o seu desempenho, nomeadamente em termos de resistência ao desgaste, resistência à corrosão e propriedades anti-adesivas, contribuindo assim para prolongar a sua vida útil.

Um êmbolo de máquina rotativa caracteriza-se por uma única peça mecânica, cuja cabeça está em contacto com os cames e o rolo de compressão, enquanto a sua extremidade ativa está em contacto com a mistura a comprimir. Entre estes dois elementos, o corpo, uma peça cilíndrica, desliza verticalmente no orifício da torre, que o guia horizontalmente. Nota: um punho superior move-se com a cabeça para cima, enquanto um punho inferior se move com a cabeça para baixo. Os diferentes elementos de um fiston são os seguintes (53)

4.1- O corpo

Trata-se geralmente de uma peça única, com a forma de um cilindro cujo diâmetro coincide com o do furo da torre e está perfeitamente centrado sobre a matriz correspondente. As juntas redondas podem rodar sobre si próprias na torre, o que oferece a vantagem de repartir o desgaste das cabeças das juntas em contacto com os cames de guia, que têm uma inclinação mais acentuada.

No entanto, alguns fistons estão equipados com uma chave-guia, quer porque não são redondos (neste caso, são chamados fistons moldados) e só podem ser centrados numa posição (ou seja, não podem ser rodados), quer porque o fabricante escolheu deliberadamente este tipo de guia, independentemente da forma do fiston.

A vantagem das cunhas é que a força exercida pela came é perfeitamente vertical, na mesma direção que o movimento do punho. Com fistons deste tipo, o risco de gripagem é reduzido em comparação com os fistons sem chave, que são susceptíveis de receber um impulso oblíquo da sua came em relação ao eixo do fiston (54).

4.2- A cabeça

O seu perfil acentuado facilita a penetração efectiva entre os cames. Normalmente separada do corpo por uma secção mais estreita, a cabeça é alojada de forma óptima entre os ressaltos. Esta caraterística é particularmente útil para os nós dos dedos inferiores, que requerem um retorno preciso para baixo, especialmente na estação de enchimento. Em todos os casos, os rolos de compressão exercem uma pressão direccionada sobre a cabeça do punho, bem alinhada com o eixo (54).

4.3- A parte ativa

O seu diâmetro ou forma pode ser ajustado com precisão ao da matriz. Os nós inferiores têm um rebaixo anular, que ajuda a libertar o ar e as partículas muito finas durante a compressão. A pressão do compensador numa máquina rotativa é ajustada de acordo com o diâmetro e a forma da extremidade ativa dos punhos (54).

4.4- A força de compressão admissível

A resistência das ferramentas à tensão está ligada às suas características específicas, tais como o tipo de articulações, o formato e a qualidade. Existe uma fórmula decisiva para avaliar a força máxima tolerada pela ferramenta, fornecendo assim indicações sobre as gamas de compressão a evitar durante a produção:

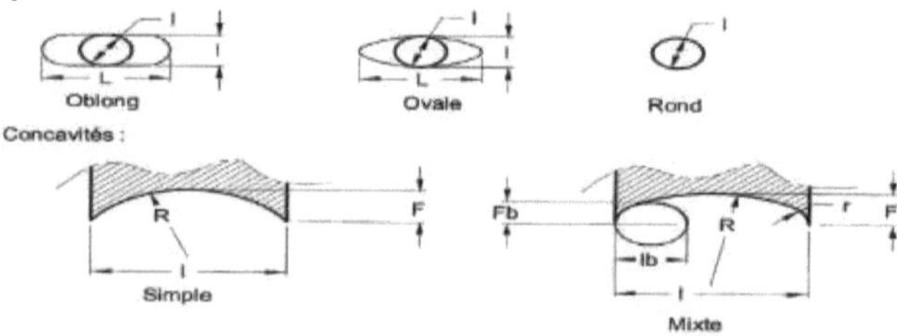

Figura 21: Força máxima tolerada em função das diferentes concavidades (55)

F maxi = F unidade (QF) x SP

Com :

*   SP: Área de superfície projectada
*   F max: Força máxima
*   Unidade F (QF): Fator de forma

Para calcular a força máxima (F max) para todas as formas (oblongas, ovais ou redondas) e concavidades (simples ou mistas) das comprimidas, é suficiente determinar a equivalência redonda que agrupa as tensões máximas. Cada contorno deve ser simplificado para uma forma cujas características serão maximizadas, especialmente no caso de concavidades mistas.

O cálculo da força máxima (F max) implica a utilização de vários critérios, em particular o fator de forma (QF). Este coeficiente, definido como a relação Fb / lb (ou Fb = F e lb = l para concavidades simples), é determinado em função da viga real e da natureza do chanfro, utilizando o "coeficiente de forma" (55).

SP (área projectada)

$$\underline{v <2^{L}}$$

l   (aproximado)

"SP = 0,785 xLx l   pxr

Figura 22: Ilustração da área projectada SP (55)

Note-se que os aparelhos mais modernos são capazes de calcular esta força máxima em função dos dados introduzidos.

1.5- Normalização das ferramentas

Ao longo do tempo, os fabricantes de instrumentos de compressão responderam à forte procura de uniformidade por parte dos laboratórios farmacêuticos, adoptando normas internacionais. Duas dessas normas foram desenvolvidas para definir especificações de ferramentas padrão, permitindo a permutabilidade entre prensas e optimizando a utilização de equipamento de compressão (56):

•   A norma Eurostandard, também conhecida como norma da UE, foi adoptada pelos países membros da União Europeia (UE), bem como por outros países fora da UE.

•   O TSM (Tablet Specification Manual) é a norma seguida pelos fabricantes na América do Norte.

A procura de normalização aumentou com a proliferação de empresas farmacêuticas multinacionais. A utilização de um padrão comum de ferramentas para todos os locais de produção de um laboratório tem muitas vantagens, tais como a partilha de compras de peças, a facilidade de transferência da produção e a partilha de informações.

Ao optarem por um único padrão de ferramentas, as empresas farmacêuticas podem poupar dinheiro ao agruparem as suas compras de peças, reduzindo assim os custos globais. Também facilita a transferência da produção entre diferentes locais, uma vez que as prensas e as ferramentas associadas são compatíveis.

Com o objetivo de promover a permutabilidade de punções de prensas entre diferentes prensas de diferentes fabricantes, foi publicada em 2011 a norma ISO 18084:2011 (57). Esta norma dedica-se a definir os protocolos para medidas adequadas destinadas a garantir a permutabilidade de punções entre diferentes prensas de comprimidos de diferentes fabricantes.

Apesar das especificações semelhantes das duas normas, subsistem diferenças subtis, que são de importância crucial para o funcionamento correto da prensa para comprimidos. Por conseguinte, é essencial determinar qual a norma que é compatível com a máquina para a qual os punções devem ser encomendados. As principais diferenças entre as duas normas são as seguintes (56):

•   Na norma europeia, o comprimento do ponto é 0,010 polegadas mais longo do que na norma TSM.

•   A espessura da cabeça é maior no sistema de ferramentas TSM do que nas especificações da União Europeia.

•   As cabeças de percussão do sistema TSM têm um perfil superior inclinado (mais angular), enquanto que na norma europeia têm um perfil abobadado.

•   O ângulo interno da cabeça de punção é de 37° no sistema TSM, enquanto que, segundo as especificações europeias, é de 30°.

A principal diferença entre as juntas UE, que têm uma cabeça arredondada, e as juntas angulares TSM é o seu impacto na passagem sobre os rolos. Esta configuração particular das juntas UE favorece um fluxo mais homogéneo, reduzindo o desgaste tanto das juntas como da própria máquina. Além disso, assegura um tempo de contacto ótimo, favorecendo uma compactação ideal dos pellets e garantindo assim a produção de compactos de melhor qualidade. Esta caraterística notável explica a adoção da cabeça arredondada da norma ISO e a sua utilização pelos fabricantes de máquinas modernos (56).

A figura abaixo ilustra claramente as diferenças mais marcantes entre os diferentes tipos de fistoon.

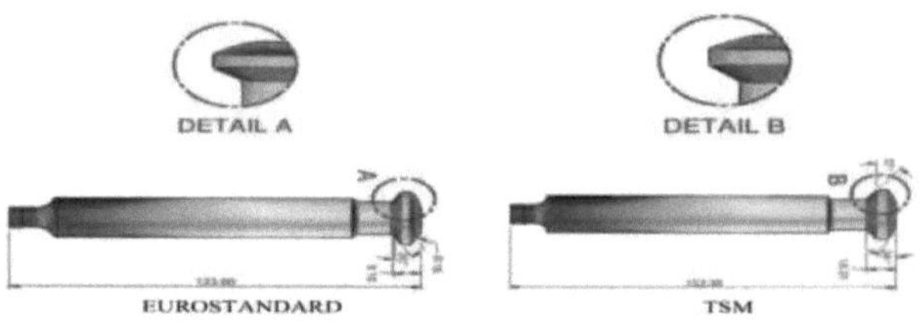

Figura 23: Diferenças entre os punhos normalizados da UE e da TSM (58)

1.6- Punhos de tipo B e de tipo D

Dois tipos de punho, os tipos B e D, são amplamente utilizados na indústria farmacêutica. Estas dimensões foram definidas no final do século XIX pelo engenheiro americano Frank J. Stokes, que concebeu a primeira prensa comercial para comprimidos. As letras B e D referem-se ao equipamento da época, em particular a "máquina de prensagem rotativa Stokes B1" e a "máquina de prensagem rotativa Stokes D3" para o fabrico de comprimidos maiores.

Durante a segunda revolução industrial, o Sr. Stokes expandiu o seu mercado a nível internacional, fabricando prensas e ferramentas, incluindo as prensas "Manesty B3B" e "Manesty D3A", que utilizam articulações semelhantes, mas não permutáveis, às fabricadas pela Stokes.

Na Europa, a norma adoptou as dimensões do punho de Manesty, amplamente utilizado, enquanto nos Estados Unidos era o punho de Stokes que era considerado a norma.

Apesar de ligeiras diferenças, a permutabilidade entre os punhos TSM e europeus não é possível, devido às diferenças na cabeça do punho (espessura e forma angular para os punhos TSM, forma de cúpula na Europa como opção para os punhos TSM) e no comprimento do punho (os punhos europeus são 0,010 polegadas mais compridos do que os punhos TSM) (45,50).

1.7- Sistema de proteção dos nós dos dedos

1.7.1- Juntas de dilatação hidráulicas

Estão disponíveis vários sistemas para compensar a compressão, incluindo a utilização de compensadores hidráulicos.

O mecanismo de compensação hidráulica baseia-se numa esfera de membrana, parte da qual é submetida a uma pressão de azoto. Esta pressão, que é regulável, tem uma influência direta sobre a força com que o rolo é agarrado. Se a força de compressão ultrapassar a força de regulação do compensador (pressão exercida pelo azoto sobre a membrana), o sistema de compensação actua como um amortecedor. O rolo retrai-se e o punho do compensador retrai-se (55).

1.7.2-   O sistema de poupança de punções

Este sistema pára o funcionamento da prensa assim que o limite superior de pré-compressão, que pode ser selecionado e definido, é ultrapassado. Desta forma, o punção responsável pela paragem não atingirá a compressão principal, onde as tensões seriam ainda maiores. A prensa afasta então automaticamente os rolos para impedir que a operação seja retomada, antes de repor os parâmetros previamente programados pelo operador de produção (60).

1.8-   Manutenção de ferramentas

A manutenção das ferramentas é um fator importante para garantir a durabilidade dos punções e matrizes. O processo de limpeza é particularmente importante, não só para as próprias ferramentas, mas também para evitar qualquer risco de contaminação cruzada. É essencial prevenir o desgaste e a corrosão, nomeadamente através da lubrificação e da utilização de um conservante durante o armazenamento. A lubrificação do punho antes da sua utilização preserva e facilita o seu bom funcionamento, optimizando a interface entre a ferramenta e a prensa. Em função do seu estado, os punhos defeituosos devem ser reparados, polidos ou substituídos (61).

Convém sublinhar que os fistões e as matrizes não são simples componentes inertes, mas partes integrantes do equipamento que requerem uma manutenção regular. A sua conceção faz parte não só do desenvolvimento do equipamento, mas também do processo de criação de novos produtos.

5-   O simulador de prensa rotativa

Os simuladores de prensas rotativas, hidráulicos ou electromecânicos, distinguem-se pela sua configuração de estação única. Programáveis para reproduzir o perfil de movimento do êmbolo de uma prensa rotativa industrial, estas prensas são muito úteis devido à pequena quantidade de pó necessária para o seu funcionamento (centenas de gramas), o que as torna particularmente úteis para a caraterização fundamental dos materiais. Devido às suas inúmeras vantagens, estas prensas são frequentemente utilizadas nas fases de investigação

e desenvolvimento, bem como no aumento da produção à escala industrial.
Estas máquinas estão equipadas com sensores de força com uma precisão de 10N.
Os movimentos dos punhos são meticulosamente controlados com uma precisão
inferior a 0,01 mm. Os vários sensores integrados nestas máquinas monitorizam
a posição dos punhos e a evolução das forças aplicadas pelos punhos superior e
inferior, desde a compressão até à ejeção do material comprimido. Uma matriz
instrumentada pode também ser utilizada para monitorizar a evolução da pressão
radial em diferentes fases do processo. É igualmente possível ajustar vários
parâmetros cinemáticos do processo, tais como o tempo de subida (que define a
velocidade de movimento dos punções durante a fase de compressão), o tempo de
manutenção da tensão durante a compressão, o tempo de descida (que define a
velocidade de movimento dos punções durante a fase de retirada) e o tempo de
relaxamento antes da ejeção. Note-se que podem ser aplicados vários ciclos de
compressão completos e sucessivos a uma mesma compressa. Além disso, estes
simuladores permitem modificar a própria configuração da compressão,
efectuando uma compressão com um único punho em movimento ou, pelo
contrário, uma compressão simétrica. São estas configurações variadas que
permitem ao simulador de compressão reproduzir o perfil de movimento dos
punções de diferentes prensas industriais (61).

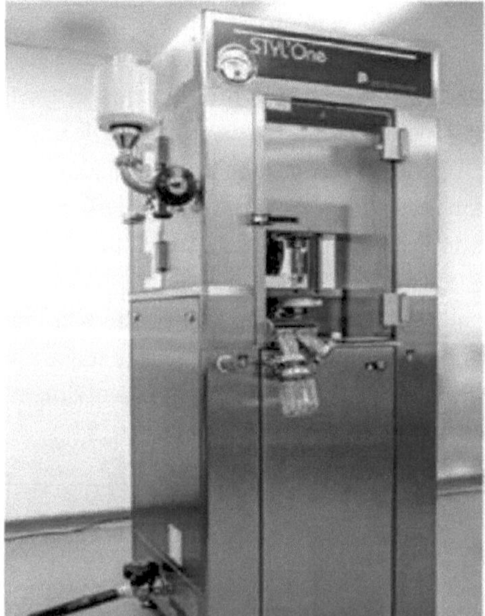

Figura 24: Simulador de compressão STYL'One (62)

6-   Equipamento acessório para prensas de comprimidos

6.1-   Detectores de metais

O detetor de metais tem uma vasta aplicação na identificação e rejeição de contaminação por corpos estranhos. É normalmente utilizado para detetar a presença de contaminantes ferrosos, não ferrosos e de aço inoxidável numa variedade de produtos, tais como comprimidos, cápsulas, pós, produtos a granel, etc., antes da sua saída das instalações de fabrico.

O papel crucial do detetor de metais surge num momento preciso em que permite eliminar este tipo de contaminantes. Ao automatizar a deteção e a eliminação destes contaminantes, preserva a integridade dos comprimidos e das cápsulas ao longo de todo o processo de fabrico. Os solenóides pneumáticos activam o mecanismo de rejeição, eliminando os contaminantes.

A importância dos detectores de metais na indústria farmacêutica é inegável. A presença inevitável de contaminantes metálicos durante a produção farmacêutica não pode ser completamente excluída. As partículas metálicas, se conseguirem entrar nos produtos acabados, podem não só comprometer as fases posteriores da cadeia de produção, mas também, o que é mais preocupante, afetar negativamente a qualidade do produto e até levar a sérios riscos para a saúde dos consumidores. As consequências para as empresas incluem pedidos de indemnização dispendiosos e recolhas de produtos, com repercussões mais graves, como danos na imagem da marca e perda de confiança dos consumidores devido a produtos farmacêuticos impuros.

As vantagens dos detectores de metais para comprimidos e cápsulas são múltiplas, incluindo a deteção de partículas ferrosas, não ferrosas e de aço inoxidável, a prevenção de danos nas máquinas e de paragens de produção, a garantia da qualidade do produto de acordo com as normas exigidas e a proteção contra queixas de clientes e recolhas de produtos.

A introdução do detetor de metais para comprimidos e cápsulas farmacêuticas sublinha a sua capacidade de detetar e eliminar a contaminação por metais, mesmo em pequena escala, nestas formas farmacêuticas. Recomenda-se a sua instalação após o desintegrador de comprimidos na linha de compressão. Os modos de rejeição são variados, permitindo uma rejeição eficaz dos comprimidos. As sensibilidades de deteção são especificadas em Fe0.3mm e Sus0.5mm (59,60).

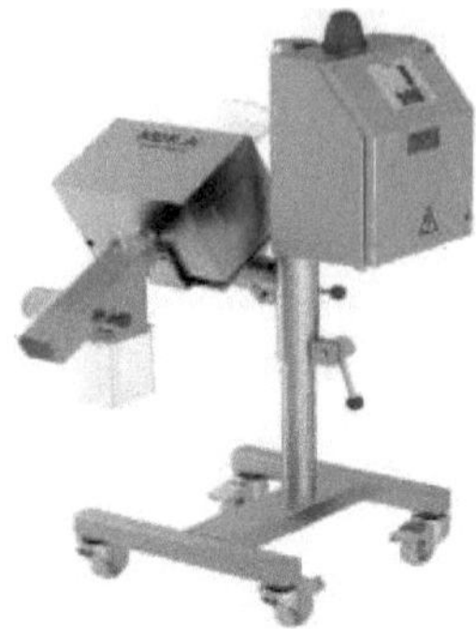

Figura 25: Detetor de metais por gravidade (65)

6.2-   Espanadores

É comum ver dispositivos cónicos para despoeirar as pastilhas à saída da prensa, frequentemente combinados com detectores de partículas metálicas. Trata-se normalmente de um mecanismo com uma espiral que guia as pastilhas recém-produzidas. Estes compactos são levantados por vibração, enquanto um vácuo remove eficazmente qualquer acumulação de pó que os afecte (66).

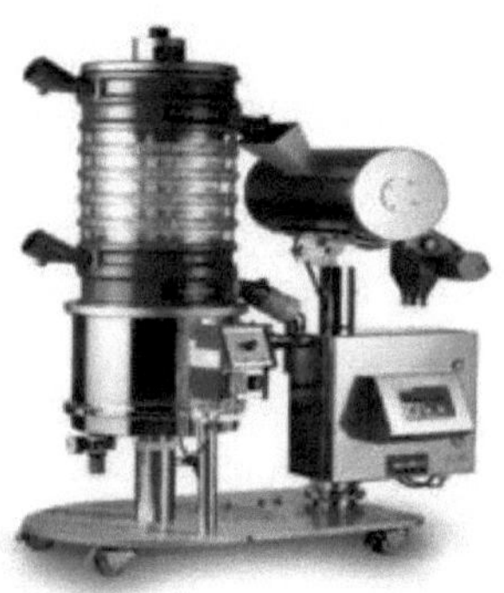

Figura 26: Coletor de pó para comprimidos (67)

6.3-   Pulverizadores de lubrificantes PKB

Os sistemas PKB são concebidos exclusivamente para o fornecimento contínuo de lubrificantes pulverulentos desidratantes (por exemplo, estearato de magnésio) a uma prensa de comprimidos. É um sistema ideal para produtos pegajosos nas paredes do molde e nas pontas de punção, reduzindo a força de ejeção (68).

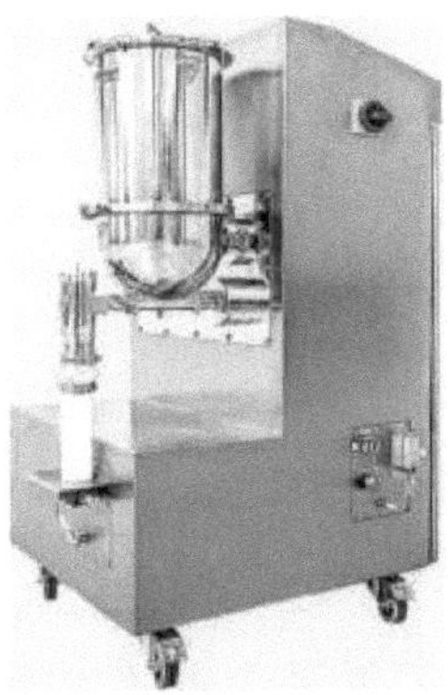

Figura 27: Sistema PKB (68)

7-   Qualificação do equipamento

A qualificação é definida como o ato de fornecer documentação completa de que o equipamento ou acessórios associados foram corretamente instalados, estão a funcionar adequadamente e estão a produzir os resultados pretendidos. Embora seja um elemento essencial da validação, deve notar-se que as fases de qualificação, por si só, não são suficientes para validar um processo de produção na sua totalidade.

O principal objetivo da qualificação é assegurar um controlo rigoroso dos equipamentos, garantindo assim a reprodutibilidade dos processos e protegendo a segurança dos operadores e do ambiente. Esta abordagem engloba todos os equipamentos que têm um impacto direto ou indireto na qualidade do produto final. Os conceitos de qualificação e validação são pilares fundamentais no domínio da garantia da qualidade, sendo imperativos em termos regulamentares. A qualificação de equipamentos ou a validação de processos encontra a sua relevância na realização de estudos técnicos, que contribuem para uma melhor compreensão dos equipamentos ou processos por parte dos utilizadores. Proporciona também a garantia de controlo durante a exploração diária e em caso de variações inesperadas. A qualificação é também ilustrada pela sua capacidade de antecipar as necessidades futuras em termos de manutenção preventiva dos equipamentos e, sobretudo, de antecipar e minimizar as despesas supérfluas ligadas a eventuais incidentes imprevistos como avarias, rejeições, reprocessamentos ou repetições de testes.

As investigações efectuadas neste âmbito têm como objetivo demonstrar a capacidade constante do equipamento para funcionar dentro dos limites e tolerâncias previamente estabelecidos. Este processo de qualificação abrange tanto as características técnicas do equipamento como a instalação e o funcionamento de todos os componentes essenciais envolvidos no fabrico de lotes de produtos. A progressão das operações de qualificação segue uma sequência lógica e metódica (69).

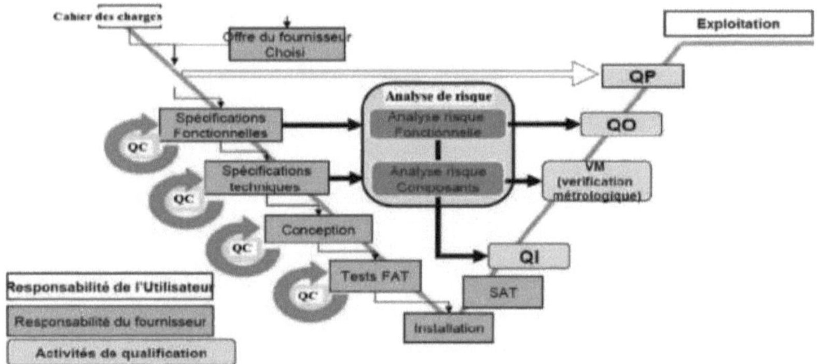

Figura 28: Esquematização do papel da qualificação numa indústria (70)

Existem quatro tipos distintos de qualificação de equipamento, como se segue:

7.1- Qualificação do projeto (QC)

A qualificação durante a fase de conceção (CQ) assume a forma de um processo de validação meticuloso, concebido para fornecer provas documentais de que a conceção recomendada para os equipamentos, instalações e sistemas é coerente com o objetivo pretendido. Esta fase inicial de qualificação é uma condição prévia essencial. Existem dois tipos de CQ:

•	Teste de aceitação na fábrica (FAT): O teste de aceitação em fábrica consiste numa avaliação rigorosa efectuada nas instalações de fabrico do equipamento. O seu objetivo é garantir a conformidade do equipamento antes da finalização do contrato de compra ou antes da entrega do equipamento.

•	Teste de aceitação no local (SAT): O teste de aceitação no local é uma avaliação efectuada no local de implantação real do equipamento, com o objetivo de confirmar o seu funcionamento conforme acordado.(55,56,57)

7.2- Qualificação da instalação (IQ)

Esta fase engloba uma série de verificações efectuadas para validar a correcta instalação do equipamento, incluindo a presença e o correto funcionamento dos componentes eléctricos e mecânicos. Esta fase é efectuada conjuntamente pelos departamentos de engenharia e de produção. Inclui também a verificação metrológica, nomeadamente a calibração dos equipamentos e a reavaliação da conformidade dos ensaios com os critérios de aceitação (71).

Ao instalar uma prensa para comprimidos, verificar :

•	Como o equipamento é instalado

•	Controlo da conformidade dos níveis de enchimento dos circuitos hidráulicos e de lubrificação

- Avaliação da qualidade das pontes de montagem, incluindo as juntas, as soldaduras, etc.
- Validação da conformidade das ligações de fluidos do equipamento
- Identificação e localização exactas das peças
- Assegurar a conformidade dos materiais utilizados na construção do equipamento, prestando especial atenção aos certificados de segurança alimentar, à qualidade do aço inoxidável e aos relatórios sobre o estado da superfície, especialmente para as partes do equipamento em contacto direto com o produto.
- Inspeção minuciosa dos dispositivos de segurança, em especial dos botões de paragem de emergência e das coberturas de proteção
- Validar a conformidade dos esquemas técnicos, quer sejam eléctricos, hidráulicos ou outros
- Verificação da conformidade da documentação fornecida pelo fornecedor, abrangendo a utilização, a limpeza e a manutenção do equipamento.
- Garantir a conformidade da documentação e das especificações dos instrumentos de medição

Todas estas verificações são efectuadas em modo "estático", ou seja, sem necessidade de fazer funcionar a prensa.

7.3- Qualificação operacional (OQ)

Documentando formalmente a capacidade das instalações, sistemas e equipamentos para funcionarem repetidamente e em conformidade com as especificações do produto determinadas pelo caderno de encargos, a QO é uma verificação dinâmica efectuada fora da fase de produção. Segue-se à qualificação da instalação e inclui a realização de ensaios dinâmicos em vazio (ou placebo) de cada função crítica, bem como a calibração dos equipamentos (71). Esta fase permite, por exemplo, verificar :

- Acesso às funções a partir da consola de comando da prensa
- Verificação do sentido de rotação do motor
- Avaliação da eficácia dos sistemas de segurança, nomeadamente do funcionamento dos dispositivos de paragem de emergência e do encravamento dos invólucros quando a prensa pára
- Verificar se as electroválvulas estão a funcionar corretamente
- Calibração do equipamento de medição, incluindo extensómetros e regulações mecânicas
- Avaliar o funcionamento dos sistemas regulamentares

7.4- Qualificação de desempenho (PQ)

A fase final do processo de qualificação, o QP fornece provas documentadas de que a disposição das instalações, sistemas e equipamentos permite que o produto seja reproduzido de acordo com as especificações pré-estabelecidas. Aqui, as condições reais de produção são simuladas utilizando o produto real em vez de placebos. Cada uma das fases de qualificação (IQ, OQ, PQ) dá origem a um relatório de qualificação, que enumera as acções realizadas, os resultados obtidos, as observações sobre eventuais desvios e as conclusões necessárias, com vista à tomada de uma decisão final (71).

7.5- Requalificação periódica (QR)

Após a conclusão das fases iniciais de qualificação, ou seja, IQ, OQ e PQ, a instalação é declarada "Qualificada" e apta a ser utilizada na produção. Para o efeito, é implementado um plano de manutenção especificamente concebido para o equipamento e deve ser elaborado e aprovado um programa de monitorização periódica (71).

8- Conclusão

Esta apresentação dos métodos e principais equipamentos utilizados permitir-nos-á compreender melhor os vários parâmetros envolvidos no processo de compressão, bem como as possíveis interacções com as ferramentas. A lista de equipamentos não é, obviamente, exaustiva, mas reflecte os mais modernos e os mais utilizados na indústria farmacêutica.

Após esta compreensão mais aprofundada dos diferentes métodos e equipamentos, vamos agora examinar os parâmetros da compressão farmacêutica.

CAPÍTULO 3

PARÂMETROS E FACTORES DE AJUSTAMENTO PARA O PROCESSO DE COMPRESSÃO

1- Introdução ao QbD "Quality by Design

A maioria dos grânulos pode ser comprimida sem grandes problemas (as estatísticas indicam 70%), mas os restantes 30% podem colocar problemas reais de compressão. Os problemas com a qualidade dos comprimidos podem surgir por uma variedade de razões. Vários factores podem afetar a qualidade dos comprimidos, tanto durante os processos de fabrico anteriores como durante o próprio processo de compressão.

Os factores críticos que têm ou podem ter um impacto na qualidade final do comprimido, juntamente com os valores correspondentes que geram o intervalo de confiança, devem ser estabelecidos e demonstrados durante o processo de validação, e depois monitorizados ao longo do ciclo de vida do produto. Para tal, é essencial realizar uma análise de risco prospetiva para detetar todos os factores do processo que possam afetar criticamente a qualidade final do produto.

O anexo ao guia ICHQ8 descreve a ferramenta QbD (Quality By Design). A QbD fornece a base para a realização de um estudo de conceção prospetivo de um determinado processo e, em conjunto com a aplicação do guia ICHQ9 (análise de risco), propõe um procedimento para estabelecer o espaço de conceção ótimo (fiável e consistente) para o processo de fabrico em questão.

Para estabelecer o espaço de conceção, é necessário, em primeiro lugar, definir um ou mais atributos críticos de qualidade do produto final (ou intermédio).

"CQA (74): Atributo crítico de qualidade. Uma vez definidos os atributos de qualidade (CQA), é necessário estabelecer os factores que, durante o processo, têm um impacto direto sobre eles, ou seja, :

*   Atributo crítico do material (CMA)
*   Parâmetros críticos do processo (CPP)

A partir daqui, todos os ensaios devem ser realizados para estabelecer os valores de CMA e CPP que conferem um espaço de conceção, garantindo que, sempre que o fabrico se insere neste espaço, o processo é fiável e robusto.

1.1- O espaço de conceção

O espaço de projeto é um conceito importante na Qualidade desde a Conceção. De acordo com o ICH Q8, é a representação de uma "combinação multidimensional e interação de variáveis de entrada (tais como atributos materiais) e parâmetros de processo que demonstraram relevância para a garantia da qualidade". O espaço de conceção proporciona uma compreensão aprofundada das influências dos atributos (MA e PP), com especial ênfase nos atributos críticos (CMA e CPP), tanto em termos das suas interacções mútuas como do seu impacto nos Atributos Críticos de Qualidade (CQA). Faz parte do espaço de conhecimento, que representa o domínio global em experimentação, e engloba o espaço de controlo, que corresponde ao domínio em que o processo empresarial será executado e controlado (75).

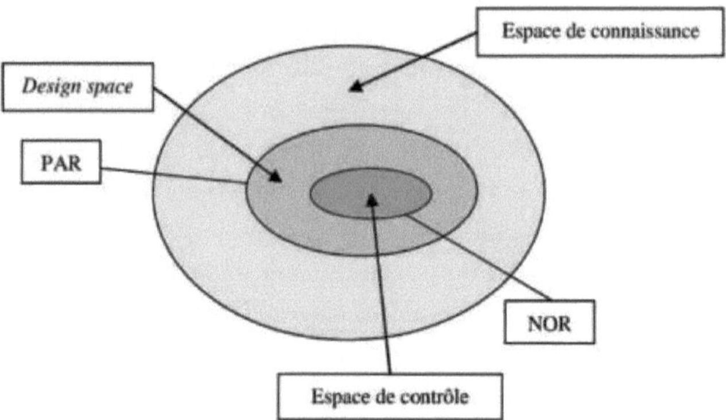

Figura 29: Interação entre o espaço do conhecimento, o espaço da conceção e o l'espaço de controlo (76)

Os Espaços de Conceção (ES) são estabelecidos a partir dos resultados das experiências, sendo os seus limites definidos durante o projeto de desenvolvimento e estabelecidos como a Gama Aceitável Comprovada (PAR): uma delimitação do espaço dentro do qual a qualidade desejada do produto é assegurada. As PAR incluem a Gama de Funcionamento Normal (NOR), que representa os limites do espaço de controlo durante a produção comercial.

1.2- Espaço de projeto para um processo de compressão

Por conseguinte, o espaço de conceção de um processo de compressão pode ser resumido da seguinte forma:

Quadro 5: Espaço de conceção para um processo de compressão

Atributos críticos do material (CMA)	Parâmetros críticos do processo (CPP)	Atributos críticos de qualidade (CQA)
Tamanho das partículas/Grânulos distribuição	Tipo de prensa (modelo, número de estações, geometria)	Aspeto do comprimido
Partículas finas/grossas	Conceção da tremonha	Peso do comprimido
Forma da partícula/grão	Mecanismo de alimentação (gravidade, alimentação forçada, etc.)	Uniformidade de massa
Coesivo/Adesivo	Tipo e velocidade da estrutura de alimentação	Dureza/resistência à rutura

Propriedades electrostáticas	Conceção da ferramenta (dimensões, qualidade do metal)	Dimensões
Dureza/ Plasticidade	Carga máxima do punho	Porosidade/ Densidade
Densidade real	Velocidade de prensagem	Friabilidade
Viscoelasticite	Força de pré-compressão	Defeitos notáveis
Fragilidade	Força de compressão	Teor de humidade
Elasticidade	Profundidade de penetração do punho	Desintegração
Humidade	Força de ejeção	Dissolução
Polimorfismo	Tempo de espera	-

Os parâmetros que, ao longo do processo de compressão, podem afetar a qualidade final do produto comprimido podem ter diferentes origens. De um modo geral, existem três causas principais (75,78):

• **Parâmetros de formulação:** Estes parâmetros estão intrinsecamente envolvidos na formulação do produto, ou na seleção dos componentes (excipientes e aditivos) e na sua qualidade.

• **Parâmetros tecnológicos**: Estes parâmetros estão essencialmente relacionados com o equipamento utilizado. Nalguns casos, pode ser necessário adaptar o equipamento já existente, enquanto noutras situações, as decisões terão de ser tomadas com base em necessidades específicas, optando eventualmente por equipamento dedicado.

• **Parâmetros de funcionamento:** Os parâmetros de funcionamento são também os mais difíceis de definir. Incluem os vários ajustes que devem ser feitos ao equipamento e ao processo de compressão, para garantir resultados óptimos.

2- Parâmetros da formulação

2.1- Caracterização das matérias-primas (princípios activos e excipientes)

A caraterização das matérias-primas é um passo extremamente importante na fase de pré-formulação do desenvolvimento do produto. Embora a realização destes testes possa implicar custos adicionais em termos de tempo e recursos financeiros, é importante salientar que a não realização correcta destes testes pode resultar em custos ainda mais significativos se o produto fabricado não cumprir as especificações inicialmente definidas.

A caraterização das matérias-primas efectuada antes da pré-formulação é uma fonte valiosa de informação, essencial no processo de desenvolvimento do produto. A falta de tais dados deixaria o formulador num estado de perplexidade quando se trata de resolver quaisquer problemas que possam surgir durante a produção, durante o processo ou no que respeita à qualidade do produto final. De facto, é imperativo eliminar qualquer influência potencial das matérias-primas antes de considerar fazer quaisquer alterações às variáveis do processo.

Além disso, estes testes podem também ajudar a estabelecer especificações para matérias-primas de diferentes fornecedores, permitindo selecionar o produto mais adequado às necessidades actuais a partir de uma base de dados. É de salientar que a grande maioria dos fornecedores de matérias-primas para a indústria farmacêutica faz acompanhar os seus produtos de certificados de conformidade, bem como de testes qualitativos e quantitativos que atestam a qualidade e a pureza dos seus produtos. Estes elementos são notavelmente estáveis de um lote para o outro e os testes de conformidade são sistematicamente efectuados aquando da receção.

No entanto, é importante sublinhar que muitas vezes não existem informações sobre características como a dimensão, a granulometria, a forma ou a superfície específica das partículas de pó revistas. No entanto, estes parâmetros podem variar significativamente de um lote para outro e ter uma influência substancial em função do processo subsequentemente utilizado (78).

2.2- Compatibilidade das substâncias

Aquando da preparação de qualquer produto farmacêutico, é essencial garantir que os componentes são compatíveis entre si. Podem surgir incompatibilidades, quer entre o princípio ativo e um excipiente, quer entre dois excipientes diferentes. Estas incompatibilidades manifestam-se através de diversos mecanismos, como as reacções ácido-base ou a formação de complexos, que podem levar à perda de potência de um ácido, à deterioração da estabilidade do produto ou mesmo à redução do seu efeito terapêutico. Por conseguinte, é de importância vital antecipar e evitar estas incompatibilidades, identificando as possíveis interacções na fase de formulação (79).

As principais formas de deteção das interacções são essencialmente duas: estudos de estabilidade e métodos cromatográficos (78).

2.2.1- Estudos de estabilidade: Estes são métodos clássicos para detetar incompatibilidades entre componentes. Nesta abordagem, as misturas de ingredientes activos e excipientes são cuidadosamente preparadas e armazenadas em condições ambientais exigentes, incluindo a exposição prolongada à luz, ao calor e à humidade. É essencial que estas misturas sejam preparadas nas proporções correctas. Estas misturas são depois cuidadosamente investigadas para detetar quaisquer alterações físicas. Em vários intervalos, são recolhidas amostras para medir a concentração do ingrediente ativo. Os sinais de incompatibilidade manifestam-se de várias formas, como a precipitação ou a redução da concentração do ingrediente ativo (80).

2.2.2- Métodos cromatográficos: São ferramentas importantes para dissociar e caraterizar os diferentes componentes de uma mistura, gerando picos de saída associados a tempos de retenção específicos. Na prática, trata-se simplesmente de gerar estes picos individualmente para cada componente da mistura em questão e, em seguida, verificar se os mesmos picos estão efetivamente presentes na mistura global. Quando não é possível recuperar todos os picos originais e surgem novos picos, isso indica possíveis interacções químicas que tenham alterado a estrutura química dos produtos (82,83).

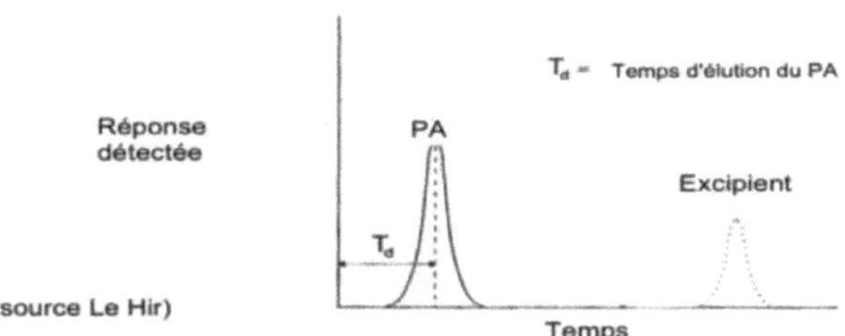

Figura 30: Cromatograma dos diferentes picos detectados em função do tempo

2.3- Excipientes utilizados em comprimidos e factores que influenciam a sua eficácia

2.3.1- Definição de excipiente: Um excipiente é uma substância sem atividade terapêutica, utilizada na composição ou no fabrico de um medicamento. As funções do excipiente incluem melhorar o aspeto ou o sabor do medicamento, preservar a sua estabilidade e facilitar a sua moldagem e administração. Desempenha igualmente um papel no transporte da substância ativa para o seu local de ação e no controlo da sua absorção pelo organismo. Idealmente, um excipiente deve ser perfeitamente seguro e bem tolerado. No entanto, alguns excipientes podem provocar reacções alérgicas ou intolerâncias individuais, sendo designados como excipientes com efeito notório (83).

2.3.2- Diluentes: A principal função de um diluente numa formulação de comprimidos é atuar como um excipiente, misturando-o com o ingrediente ativo para obter uma massa adequada para produzir comprimidos com um peso pré-determinado, que depois actuam como um enchimento.

A proporção de diluente no volume do comprimido é ainda mais significativa quando os princípios activos são mais eficazes e, por conseguinte, administrados em doses unitárias extremamente baixas. As características dos diluentes são, por conseguinte, de importância crucial.

É possível comprimir diretamente os princípios activos utilizando um único diluente, desde que este possua qualidades secundárias essenciais, nomeadamente boas propriedades de aglutinação, auto-lubrificação e desintegração.

Os diluentes com boas propriedades de compressão pertencem a várias categorias, incluindo a lactose e os seus derivados, outros ossos (maltose, sacarose, sorbitol, manitol, etc.), amido e vários outros compostos, celulose e fosfato dicálcico.

Um diluente eficaz deve ter as seguintes propriedades

* Compatibilidade química com o ingrediente ativo
* Capacidade de fluir livremente, encorajando o enchimento regular das matrizes nos túneis de brassagem
* Um tamanho de partícula adequado ao do ingrediente ativo, garantindo uma dosagem constante
* A ausência de pó, simplificando o manuseamento
* Uma densidade elevada, contribuindo para uma melhor fluidez e limitando o tamanho da pastilha
* Coesão, garantindo a estabilidade física das formas sólidas

Para escolher o diluente mais adequado, a compressão deve ser estudada. Um método simples e prático para comparar a compressibilidade dos excipientes consiste em fabricar comprimidos de diferentes durezas radiais utilizando diferentes forças de compressão e calcular a relação entre a força de compressão e a dureza do comprimido utilizando o método dos mínimos quadrados. As diferenças na compressibilidade podem ser parcialmente explicadas por diferenças na estrutura macroscópica, como a presença de grandes cristais ou aglomerados de pequenos cristais ligados por partes amorfas. No entanto, para uma compreensão completa de um excipiente, é necessário passar da escala macroscópica para a escala molecular (73,74).

2.3.3- Aglutinantes ou aglutinados : Os aglutinantes desempenham um papel essencial na união de partículas que não se ligariam apenas sob pressão. A sua presença contribui para reduzir a força de compressão necessária. Os aglutinantes são utilizados em duas formas principais: secos ou, mais frequentemente, sob a forma de soluções aquosas ou alcoólicas. Em solução, os ligantes dispersam-se de forma mais homogénea na massa e são mais eficazes.

A quantidade de aglutinante a incorporar varia de acordo com a natureza específica do aglutinante e do ingrediente ativo. Normalmente, a percentagem de aglutinante seco em relação à massa total do comprimido situa-se entre 2 e 10% (84).

Os aglutinantes habitualmente utilizados incluem muitos excipientes hidrofílicos que produzem soluções viscosas, tais como goma arábica, tragacanto, metilcelulose, carboximetilcelulose, gelatina, amidos, PEG 4000 e 6000, povidona em solução aquosa ou alcoólica, bem como soluções de sacarose, glucose ou sorbitol. Parâmetros que influenciam os aglutinantes :

- Como é que o ligante é incorporado : Os ligantes podem ser introduzidos por vários métodos:

- Seco, seguido de adição de solvente para ativar o seu poder de ligação

-       Em solução concentrada, com posterior adição do resto do solvente, método utilizado para otimizar a quantidade de solvente de modo a poupar tempo de secagem.

-       Em solução na concentração necessária, este é o método mais comummente utilizado e mais eficaz.

O método de incorporação tem uma influência significativa nas características da mistura destinada à compressão. O amido adicionado na fase externa (seca) tem apenas uma ação desintegradora, ao passo que na fase interna, sob a forma de amido, tem simultaneamente propriedades aglutinantes e desintegradoras.

Em geral, a utilização de ligantes em solução melhora as propriedades dos grãos de forma mais eficaz do que quando incorporados a seco ou mesmo na presença de um solvente. A goma-arábica, o Avicel e a carboximetilcelulose apresentam melhores propriedades de ligação em húmido, enquanto o PVP não é afetado pelo método de incorporação e a etilcelulose apresenta uma menor atividade de ligação em húmido.

- Concentração de ligante: Os ligantes estabelecem uma matriz interna, induzindo assim um aumento da dureza dos grânulos e, consequentemente, dos compactos, em correlação com a concentração de ligante presente na mistura. A Figura 31 ilustra graficamente a resistência ao esmagamento dos grânulos de fosfato dicálcico em função do tipo e da concentração de ligante. Os resultados mostram um aumento concomitante da resistência ao esmagamento com o aumento da concentração de ligante. Nomeadamente, a gelatina e o amido são capazes de produzir grânulos mais rígidos a concentrações mais baixas, em comparação com a goma-arábica, PVP ou PEG, como mostra o gráfico.

(85).

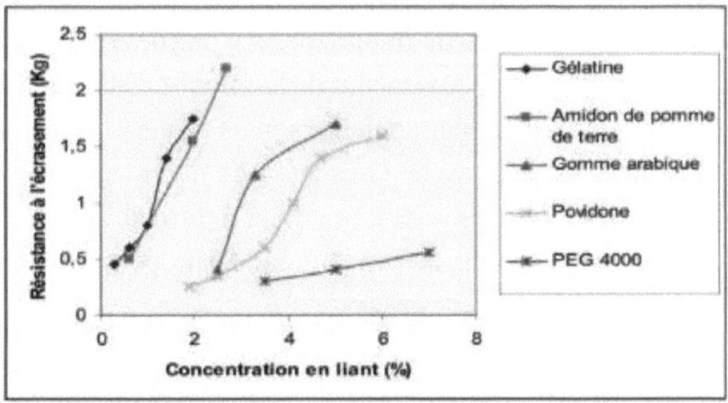

Figura 31: Variações na resistência ao esmagamento dos grânulos em função dos vários ligantes presentes na composição do grânulo (85)

O tamanho das partículas está intimamente relacionado com a concentração do ligante na mistura. A figura 32 ilustra explicitamente que, para todos os ligantes, o aumento da concentração induz um aumento no tamanho dos grânulos de lactose. No entanto, observa-se um patamar acima de uma determinada concentração.

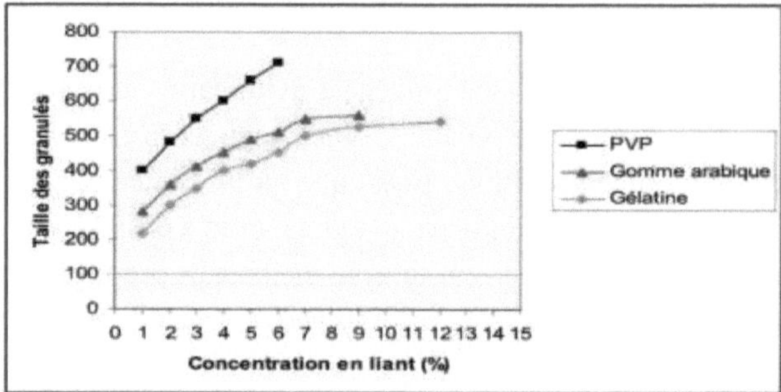

Figura 32: Influência da concentração e do tipo de ligante no tamanho dos

grânulos (86)

Davies e Gloor demonstraram que o aumento da concentração de ligante conduz a uma redução da fragilidade e a um aumento da dimensão média dos grãos. No entanto, parece que, devido ao aumento da viscosidade do ligante com o aumento da concentração de ligante, a distribuição do ligante torna-se menos homogénea, o que poderia aumentar a heterogeneidade do grão (87).

• Propriedades mecânicas do ligante : As propriedades mecânicas e de formação de película do ligante desempenham um papel determinante na resistência e na capacidade de deformação da matriz do ligante, influenciando assim a eficácia do ligante. Healey et al (88) mediram as tensões superficiais de películas de goma-arábica, gelatina, metil-hidroxietilcelulose, PVP e amido preparadas com diferentes teores de humidade. As tensões superficiais de cada ligante foram comparadas em função do teor de humidade. Os resultados mostram que a goma-arábica e o PVP formam películas mais frágeis, enquanto a gelatina tem a tensão superficial mais elevada. O excesso de humidade tende a reduzir a tensão superficial. A PVP tem, portanto, uma alta deformabilidade devido à sua baixa tensão superficial, e é esta deformabilidade que permite a consolidação durante a compressão (89).

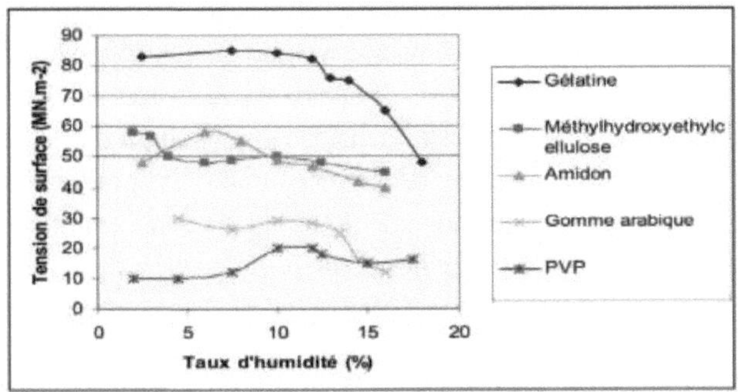

Figura 33: Influência do teor de humidade na tensão superficial dos ligantes (89)

No caso dos derivados da celulose, a forma final dos grãos depende do peso molecular do derivado escolhido. Herder (90) demonstrou que os derivados de baixo peso molecular produzem grãos pequenos e compactos, enquanto os derivados de alto peso molecular produzem grãos grandes e de baixa densidade. Parece também que o grau de substituição exerce uma influência semelhante à do peso molecular.

•   Distribuição do ligante : A distribuição do ligante na massa influencia a sua capacidade de formar grânulos resistentes e não friáveis. Os factores que limitam a distribuição do líquido de granulação durante o processo de granulação húmida reduzem a eficácia do ligante. Por exemplo, soluções de aglutinante altamente viscosas, como o amido, produzirão grânulos mais friáveis, induzindo, por sua vez, a formação de compactos friáveis.

Os métodos de processamento utilizados para dispensar o aglutinante também podem afetar a eficácia do aglutinante. Por exemplo, durante a fase de humidificação, o aglutinante é dissolvido no solvente e esta mistura é depois adicionada à mistura de pó, ou o aglutinante é misturado a seco com os outros excipientes e o solvente é depois adicionado à mistura. Neste último caso, o ligante é dissolvido in situ no solvente, resultando por vezes em zonas de elevada viscosidade que podem dificultar a distribuição homogénea do ligante na massa. Este facto pode levar a uma dissolução incompleta do ligante, razão pela qual a adição de ligantes secos requer uma maior quantidade de ligante.

2.3.4- Lubrificantes : O papel dos lubrificantes no fabrico de comprimidos farmacêuticos é multifacetado, embora a sua utilização possa, por vezes, ter consequências prejudiciais em certas características dos comprimidos. Os lubrificantes são utilizados no fabrico de comprimidos por várias razões: para assegurar a regularidade do fluxo, para reduzir a fricção ao longo das paredes do molde para evitar que o pó adira aos punções e para melhorar a transmissão da pressão dentro da massa de pó (84).

A lubrificação é um fenómeno que ocorre quando há contacto entre dois pós ou entre um grão e um pó, sendo estes elementos muitas vezes fundamentalmente diferentes em termos de natureza, densidade, tamanho, forma, estrutura e superfície externa. Estes componentes são misturados em proporções variáveis, de acordo com condições de funcionamento frequentemente empíricas.

Estes processos destinados a melhorar as propriedades de compressão dos produtos resultam frequentemente em efeitos indesejáveis nas características dos grãos, mais especificamente dos comprimidos. Isto pode afetar aspectos como a dureza, o tempo de desagregação do comprimido e o tempo de dissolução do ingrediente ativo.

De facto, um estudo realizado por Janine Boniatti et al(91) apresentou diferentes aspectos da adesão dos comprimidos aos fistons das máquinas de compressão, concentrando-se nos comprimidos de glibenclamida 5mg. Das três opções consideradas neste estudo, apenas a utilização e o refinamento das especificações do lubrificante de estearato de magnésio se revelaram mais eficazes (o aumento da dureza e a secagem da mistura eram susceptíveis de reduzir a produtividade e levar a modificações no processo já válido). No entanto, os resultados mostraram que a aderência está intimamente ligada às características do estearato de magnésio, que pode ser fornecido por diferentes fabricantes. Os testes de dissolução in vitro efectuados neste estudo mostraram que a alteração do fornecedor do estearato de magnésio pode influenciar o perfil de dissolução do comprimido.

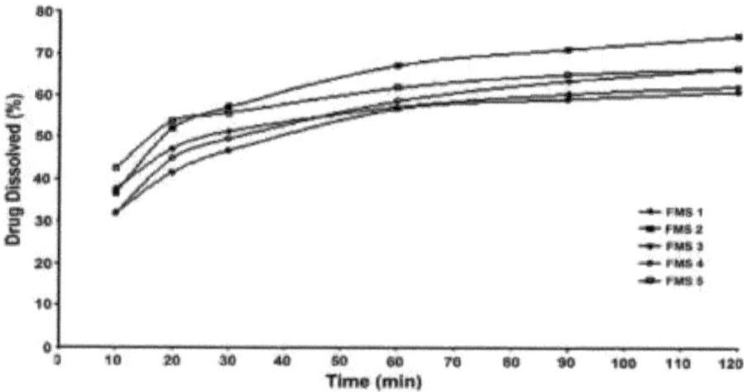

Figura 34: Perfis de dissolução de comprimidos de glibenclamida com estearato de magnésio de lotes de diferentes fornecedores (91)

Parâmetros que influenciam a lubrificação (83):
•   Percentagem de lubrificante : Na maioria dos casos, existe um valor limite para esta percentagem, acima do qual as propriedades dos pós e das pastilhas não se alteram significativamente.

- Tempo de mistura: O tempo de mistura é um fator chave. Também afecta a taxa a que o ingrediente ativo se dissolve quando misturado com o lubrificante. O tempo de mistura tem um impacto na distribuição do lubrificante e leva a um aumento da área de superfície lubrificada, regida pela equação :

$$St = Sm(1 - e^{ct})$$

- St: a superfície de separação no momento t
- Sm: a superfície de separação máxima teórica, que é uma constante específica do produto a lubrificar
- C : Uma constante em função do produto a lubrificar
- T: tempo de mistura.

Na realidade, a superfície de separação é um fator que afecta a dureza do comprimido, a ejeção, o fluxo de grãos e o tempo de dissolução. Utilizando um teste simples, como a resistência à fratura, é fácil avaliar o impacto do tempo de mistura nas propriedades dos comprimidos.

2.3.5- Desintegrantes ou desagregantes: O seu papel é acelerar a desintegração do comprimido, promovendo assim a dispersão do ingrediente ativo na água ou nos sucos digestivos. Estes desintegrantes dividem-se em várias categorias:

- Os que têm uma solubilidade diferente da do ingrediente ativo, por exemplo, se forem solúveis em água enquanto o ingrediente ativo é insolúvel e vice-versa.
- Os que incham na água, facilitando a penetração da água no material comprimido e a separação das partículas. Para otimizar a sua ação, são geralmente incorporados secos na mistura antes da compressão, numa proporção de 2 a 5%. Exemplos: carboximetilcelulose, sílica em pó, amidos em pó e celulose em pó.
- Misturas efervescentes, em que a desintegração é causada pela libertação de gás quando o comprimido entra em contacto com a água. Isto resulta da incorporação de um carbonato e de um ácido orgânico sólido na massa do comprimido, gerando gás dióxido de carbono.

Um bom desintegrante deve garantir uma libertação rápida das substâncias activas, mantendo simultaneamente propriedades reológicas satisfatórias. Os superdesintegrantes são novos agentes desintegrantes que podem ser utilizados em concentrações ainda mais baixas do que o amido convencional. Por esta razão, qualquer variação no seu comportamento de fluxo e compatibilidade deve ser minimizada. Estas novas moléculas podem ser classificadas em três categorias, de acordo com a sua estrutura química: amido modificado (glicolato de amido sódico), celulose modificada (croscarmelose) e PVP reticulado (crospovidona) (84).

2.3.6- Vários aditivos :

2.3.6.1- Agentes molhantes : A fim de compensar as propriedades excessivamente hidrofóbicas de certos componentes, é possível incorporar tensioactivos como agentes molhantes. No entanto, deve notar-se que estes podem ter a desvantagem de aumentar a complexidade da dosagem do ingrediente ativo (84).

2.3.6.2- Substâncias tampão: Estas substâncias são adicionadas quer para proteger os princípios activos das variações de pH, quer para os proteger da hidrólise provocada pelos sucos digestivos, quer ainda para reduzir a sua ação irritante sobre as mucosas. Exemplos: sais de cálcio (carbonato, citrato, fosfato, gluconato), citrato de sódio, aminoácidos (como o glicocol), etc. (84).

3- parâmetros tecnológicos

3.1- Importância da forma da ferramenta e dos pontos de controlo críticos

Como explicado anteriormente, a normalização das ferramentas de compressão significa que elas são intercambiáveis entre diferentes máquinas no mesmo local. Esta caraterística oferece múltiplas vantagens aos locais de produção, incluindo poupanças orçamentais substanciais. De facto, como o custo médio de um triplete (constituído pela matriz superior, a matriz inferior e a matriz) é elevado, a renovação completa de uma ferramenta de compressão representa uma despesa significativa. A normalização permite assim reduzir as variações aquando da mudança de escala. O estado das ferramentas e a precisão com que são fabricadas continuam a ser factores cruciais para garantir uma produção de alta qualidade. O processo de seleção dos materiais e dos revestimentos para o fabrico destas ferramentas é complexo e deve garantir a resistência dos punções a forças de compressão elevadas e a ambientes abrasivos ou corrosivos.

A tarefa de selecionar as ferramentas de compressão é, portanto, de importância vital para garantir uma elevada produtividade e otimizar a vida útil das ferramentas. Além disso, é essencial realizar uma inspeção dos vários componentes da prensa, a fim de avaliar a necessidade de reparações ou substituições, uma vez terminada a produção e a máquina ter sido desmontada e limpa. É importante não esperar pelo próximo ciclo de produção para detetar eventuais falhas durante a remontagem (53).

3.1.1- Modo de enchimento

As variações de massa dos compactos produzidos, devido à sobrealimentação ou subalimentação do produto, requerem numerosos ajustes por parte do operador de compactação. Durante a mudança de material na tremonha da máquina de compactação, e dependendo das características de fluxo das misturas de pós, pode ocorrer segregação ou formação de pontes, resultando num fornecimento irregular de material. Por conseguinte, é essencial otimizar os ângulos de queda das tremonhas para garantir um bom fluxo da mistura.

No caso da formação de pontes, pode ser utilizada outra abordagem para incentivar o fluxo. Se a segregação não for um problema, uma haste vibratória pode ser inserida no mosto para agitar a mistura. No entanto, deve notar-se que a montagem de um módulo vibratório diretamente no túnel do mosto pode exacerbar o problema, causando a separação do produto. Além disso, a escolha da sapata de enchimento, também conhecida como **"Fill-o-matic"**, desempenha um papel importante na alimentação do produto e no controlo da massa dos comprimidos (92).

Ao contrário da alimentação por gravidade convencional utilizada nas prensas alternativas, as prensas rotativas utilizam uma alimentação forçada com diferentes geometrias de aletas. Esta alternativa permite um maior controlo sobre o processo de alimentação e produz comprimidos homogéneos de massa uniforme.

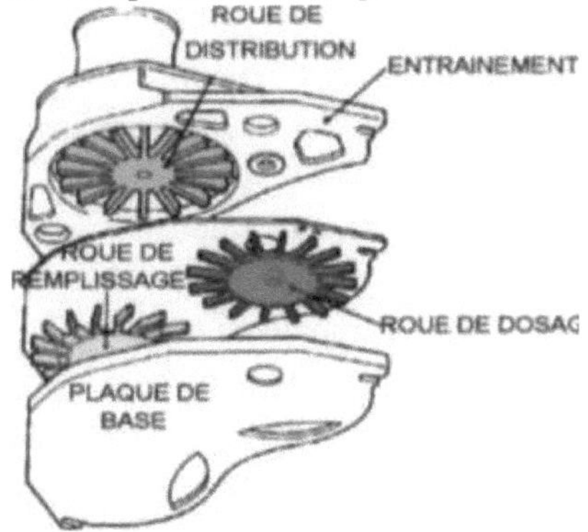

Figura 35: Diagrama de um casco a estilhaçar

fonte de alimentação (93)

3.1.2- Papel da sapata de enchimento e das alhetas

O objetivo das lâminas rotativas da sapata de enchimento é ajustar o caudal de pó de acordo com a velocidade de rotação da prensa, assegurando assim um enchimento ótimo das matrizes e garantindo a homogeneidade da massa dos comprimidos produzidos. No entanto, é importante encontrar um equilíbrio delicado, uma vez que o funcionamento demasiado rápido da sapata de enchimento pode causar desordem na mistura de pó, soltando partículas e compactando pós muito húmidos, arriscando a quebra de grãos frágeis.

A melhor abordagem é, portanto, operar o dispositivo "Fill-o-matic" o mais lentamente possível, mantendo a massa dos comprimidos o mais próximo possível do objetivo. Para estudar a

comportamento do fluxo de pó no sistema de alimentação forçada "Fill-o-matic" de uma máquina de fazer comprimidos, composto por três impulsores de formas diferentes, foi efectuado um estudo utilizando simulações numéricas (94).

A fim de obter uma compreensão aprofundada do fluxo de pó, os autores utilizaram uma série de técnicas, incluindo a análise de massas, velocidades de partículas e segregação de partículas na mistura. Esta análise foi efectuada através da monitorização da coloração das partículas e do cálculo do tempo necessário para as partículas passarem através da sapata de alimentação.

Os principais resultados deste estudo podem ser resumidos da seguinte forma (94):

• A conceção da geometria do invólucro, em particular a disposição das áreas que contêm os impulsores e os diferentes perfis dos impulsores, tem uma influência significativa na segregação e mistura do tamanho das partículas na sapata de alimentação.

• Para além da segregação granulométrica, a forma das alhetas desempenha um papel crucial na velocidade a que as partículas se movem, afectando as forças que actuam sobre elas e as taxas de cisalhamento.

• Foi identificada uma zona morta na tremonha, que pode levar à compactação do pó e causar mais problemas.

Foi demonstrado que a conceção da sapata de enchimento tem uma influência significativa na qualidade dos comprimidos produzidos:

• Em primeiro lugar, a segregação do tamanho das partículas observada na sapata de enchimento é transferida para as matrizes de compressão. Isto significa que as partículas maiores, que estão sujeitas a menos forças de cisalhamento, penetram primeiro na matriz. As partículas mais pequenas vêm a seguir, estando mais expostas a forças de cisalhamento.

superior. Consequentemente, as variações na distribuição granulométrica e nas propriedades das partículas dentro da matriz podem levar a diferenças nas características de compactação, dependendo da sua posição, resultando no risco de problemas de capeamento.

• Em segundo lugar, foi também observada a segregação dos ingredientes activos, o que pode colocar problemas em termos de uniformidade da dosagem em cada comprimido.

• Finalmente, podem ocorrer variações entre os comprimidos durante a produção devido às diferentes distâncias que as partículas percorrem na sapata de enchimento antes de serem descarregadas nas matrizes de compressão. Ao longo da sua viagem através do alimentador, as propriedades das partículas podem ter sido alteradas por atrito ou lubrificação excessiva.

3.1.3- Critérios para a escolha da came doseadora

Como já foi referido, o funcionamento das prensas rotativas para comprimidos baseia-se no princípio do enchimento excessivo, em que a quantidade de pó introduzida na matriz excede a necessária. Como resultado, a matriz inferior é levantada para remover o excesso de pó. Este procedimento é essencial para garantir uma massa de comprimido uniforme dentro das especificações exigidas. Ao mesmo tempo, a utilização de uma sapata de enchimento cuidadosamente ajustada desempenha um papel fundamental na obtenção de comprimidos de massa uniforme e de óptima qualidade. A abordagem preferida é operar a sapata de enchimento e a lâmina raspadora de tal forma que 80% do pó permaneça na matriz enquanto 20% é empurrado para fora. Assim, com um came de enchimento de 10 mm, aproximadamente 8 mm de pó permanecerão na saída (92).

Se a profundidade do came de enchimento for demasiado rasa, isto pode levar a uma variação na massa do comprimido devido a um enchimento inadequado das matrizes. Por outro lado, se a profundidade do came de enchimento for demasiado grande, o material em excesso será ejectado para a placa da torre ou alimentado de volta para o alimentador, dependendo do tipo de prensa utilizado. Quando o material é ejectado para a mesa da matriz, acumula-se à volta do gargalo da torre e é empurrado para fora pela força centrífuga, o que pode fazer com que as matrizes sejam recarregadas involuntariamente depois de passarem pelo came de dosagem, causando uma variação na massa dos comprimidos. Nas prensas em que o excesso de mistura é reintroduzido na sapata de alimentação, pode ser sujeito a forças de cisalhamento das aletas da sapata, resultando numa redução do tamanho das partículas ou na densificação que terá impacto na qualidade dos compactos (92).

Além disso, é essencial considerar o estado da lâmina do raspador e da cobertura da matriz, um aspeto crítico mas frequentemente negligenciado. Estes componentes desempenham um papel importante e é vital monitorizá-los. Além disso, a sua substituição é menos dispendiosa do que a de outras partes da prensa. Existem diferentes perfis de lâmina, e é importante notar que uma lâmina de raspagem com um gume de faca é preferível a uma com um gume quadrado, particularmente para produtos que tendem a aderir à superfície da torre.

A taxa de desgaste do bordo do raspador está diretamente relacionada com a abrasividade do produto. Por conseguinte, é imperativo efetuar inspeções regulares da lâmina para detetar quaisquer sinais de desgaste significativo. Se necessário, recomenda-se a substituição da lâmina (95).

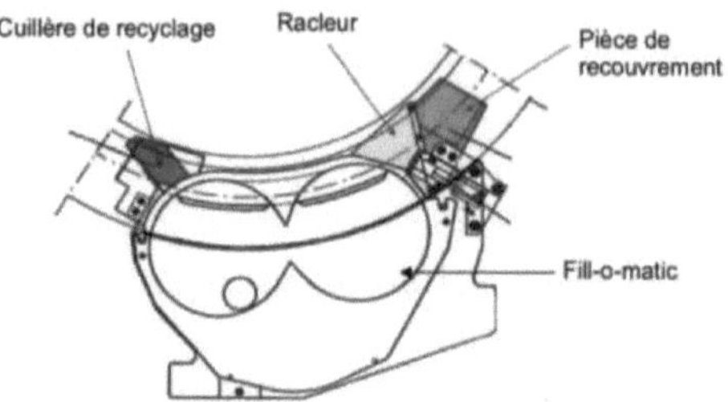

Figura 36: Ilustração das partes auxiliares do sistema de enchimento (96)

A cobertura da matriz desempenha um papel crucial na prevenção da expulsão do produto pela força centrífuga antes da pré-compressão. A lâmina do raspador é uma peça sujeita a desgaste, no entanto, é essencial notar que se o desgaste do raspador ocorrer muito rapidamente, isso pode ser atribuído ao estado da torre. De facto, a superfície da torre nem sempre é perfeitamente plana e o seu acabamento pode, por vezes, apresentar defeitos. Por conseguinte, é muito importante inspecionar estas superfícies horizontais e identificar o ponto mais alto. Ajustando a lâmina do raspador de acordo com este ponto, é possível assegurar um ajuste correto. Na maioria dos casos, recomenda-se uma folga ou intervalo de 0,05 a 0,07 mm, enquanto as molas do raspador devem exercer uma pressão ligeira e uniforme sobre a torre.

No entanto, se o produto tiver tendência a compactar-se sob o alimentador, pode ser necessário levantar o alimentador. Nesta situação, é também crucial assegurar que as matrizes são colocadas à profundidade correcta. Os moldes demasiado altos podem causar uma rápida deterioração da lâmina do raspador nos primeiros minutos de produção. Por outro lado, se as matrizes estiverem demasiado baixas ou se o raspador estiver ajustado demasiado alto, o pó pode ultrapassar o raspador, causando mais danos na lâmina do raspador.

problemas, como as variações de massa. A atenção cuidadosa a estes parâmetros é, portanto, essencial para garantir um processo de produção ótimo (97).

3.1.4- Critérios de seleção de punções e matrizes

Os punções e matrizes são instrumentos excecionalmente precisos, desempenhando um papel vital na formação de comprimidos.

Por conseguinte, é da maior importância ter em conta os diferentes factores susceptíveis de influenciar a longevidade destas ferramentas, nomeadamente :

- Corrosão provocada pela ação de certos produtos sobre os materiais das ferramentas.
- Uma força de compressão excessiva pode alterá-los.
- Desgaste prematuro da came.

• Os danos causados por um manuseamento incorreto podem resultar em defeitos irreparáveis.

• Imperfeições internas específicas dos punções, que podem comprometer a sua eficácia.

• Os rolos de compressão ou cames sobreaquecidos podem danificar as ferramentas.

• Lubrificação insuficiente da mistura de pós a comprimir, comprometendo o seu bom funcionamento.

Em geral, a escolha do material a comprimir deve determinar o tipo de material utilizado para os punções e matrizes. Por exemplo, a compressão de materiais abrasivos exigirá ferramentas especiais, diferentes das utilizadas para materiais macios e não abrasivos (98).

Para fazer uma escolha informada quando se trata de ferramentas de compressão, é essencial compreender todo o processo de compressão. Na maioria das situações, as matrizes são feitas de aço inoxidável, devido à sua notável resistência ao desgaste. Entre os materiais mais utilizados estão os seguintes:

• Aço de alto carbono.

• Carboneto de tungsténio.

• Aço com elevado teor de crómio.

Regra geral, o material ideal deve ter uma excelente combinação de resistência ao desgaste e resistência à compressão, ambas vitais para um desempenho ótimo.

3.1.5- Influência da forma dos pinos

3.1.5.1 - Comprimidos convencionais

Um estudo realizado por Takashi Osamura et al (99) demonstrou que a "capacidade de fabrico" e a "compactibilidade" dos comprimidos em máquinas rotativas podiam ser previstas de forma fiável utilizando um método de avaliação da formulação que evitava falhas no fabrico de comprimidos com qualquer forma de punho.

Para todas as formas de punho, as propriedades das prensas reflectiram os resultados da prensagem numa máquina rotativa. Como se pode ver nas Figuras 37 e 39, a amostra A, na gama (III) (fraca "manufacturabilidade"), resultou num defeito do comprimido à escala de fabrico (colagem). A amostra D, na gama (II) (boa "manufacturabilidade"), foi prensada na máquina rotativa sem quaisquer problemas. Os pós na gama (II) (fraca "Compactabilidade") foram os mais fracos. Embora as amostras B e C estivessem ambas na gama (I) (condições ideais), a posição da amostra C indicava uma melhor "manufacturabilidade". Com formas de punho complexas (tipos 3 e 4) (Figura 38), como esperado, a amostra C apresentou melhor "manufacturabilidade" e teve menos defeitos na máquina rotativa do que a amostra B.

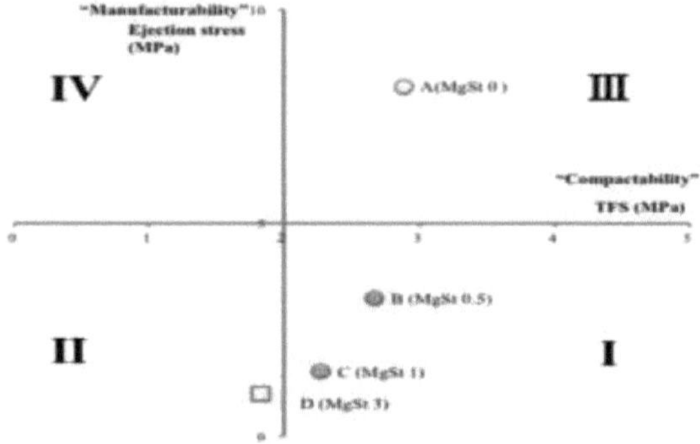

Figura 37: "Propriedades de compressão" de quatro formulações avaliadas utilizando a prensa de comprimidos de perfuração única (99)

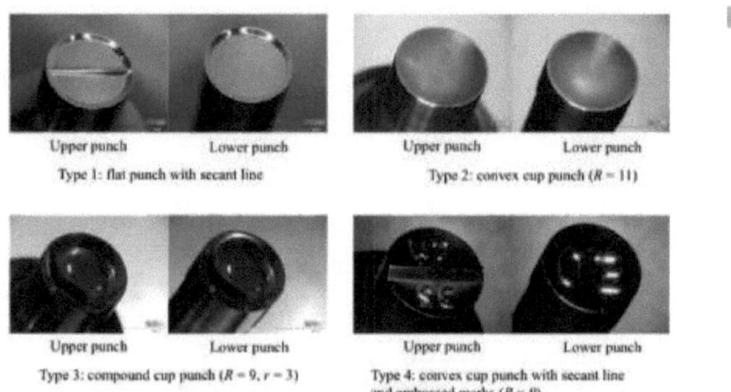

Figura 38: Os quatro tipos de fistons testados (99)

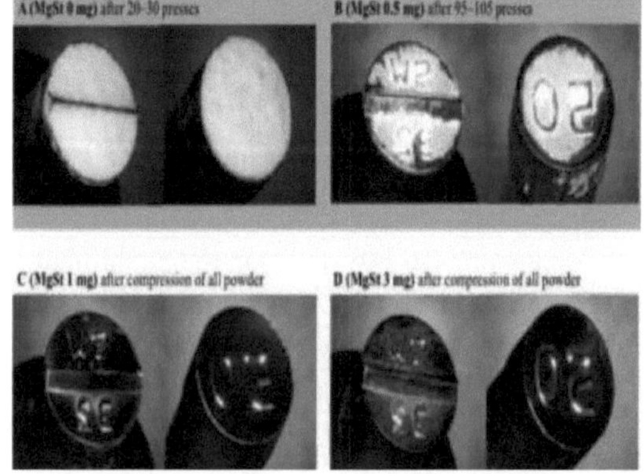

Figura 39: Adesão do pó às superfícies convexas do punho (Tipo 4,

R=9 (99)

3.1.5.2 - Comprimidos Tab-in-Tab

São utilizadas várias formas de punho no fabrico de comprimidos farmacêuticos. Por razões de simetria, os punções redondos são geralmente preferidos para a compressão de comprimidos Tab-in-Tab.

No entanto, é importante notar que a forma da superfície do punho continua a ser uma variável potencial. Especificamente, a superfície pode ser plana, plana com um chanfro ou côncava, resultando em diferentes formas para o comprimido final. Geralmente, a escolha da forma do punho é motivada por considerações estéticas ou de administração, mas também pode influenciar o processo de compressão.

Os resultados deste estudo, efectuado por Leo Picart et al (100), mostraram que a estrutura do núcleo e da casca pode sofrer alterações significativas durante a compressão. Em particular, os dados relativos à espessura das camadas sugerem que esta está ligada a deformações entre as camadas e a banda da casca.

Neste caso, os punhos côncavos, devido à sua curvatura, tendem a reduzir mais a espessura da tira do que a da camada. Esta tendência também é observada, embora em menor grau, com os nós chanfrados. Por conseguinte, podemos antecipar os efeitos da forma dos nós na estrutura e nas características do compacto final.

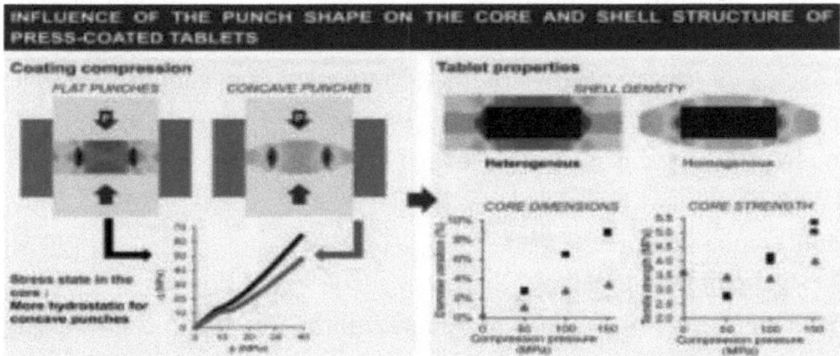

Figura 40: Influência da forma do punho nos comprimissos Tab-in-Tab (100)

3.1.6- Aumento do punho

Para se ter uma compreensão completa da compressão, é imperativo ter um conhecimento exaustivo das características inerentes aos vários materiais utilizados no fabrico de fistons, do seu grau de polimento e das muitas alternativas de revestimento disponíveis. De seguida, descrevemos as deteriorações mais comuns que podem ocorrer com os fistons, juntamente com as propriedades recomendadas do aço para as remediar (53).

3.1.6.1- Desgaste prematuro dos nós dos dedos

As características essenciais das juntas de aço, indispensáveis para garantir uma resistência eficaz ao desgaste abrasivo, podem ser resumidas da seguinte forma: Um elevado nível de resistência.

Um elevado volume de carbonos.

Tamanho de carboneto grande.

Os desenhadores de ferramentas têm à sua disposição uma vasta gama de ligas para o fabrico de punções e matrizes. Por conseguinte, é essencial consultá-los cuidadosa e metodicamente, a fim de determinar a liga mais adequada para a produção necessária (74).

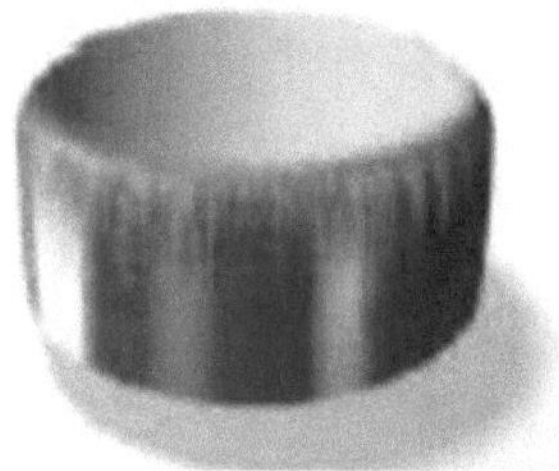

Figura 41: Utilizar o punho (74)

3.1.6.2- Parte ativa do punho do ebreque (Chipping)

Este fenómeno ocorre normalmente quando um punção está em produção há pouco tempo. A falha é causada por um ciclo de fadiga baixo. Formam-se microfissuras na superfície ativa do punção, que se propagam progressivamente até que os bordos do punção se partam em pedaços.

Para melhorar a resistência à lascagem, é necessário trabalhar com aços inoxidáveis de elevada ductilidade (74).

Figura 42: Unha de Ebreche (74)

3.1.6.3- Deformação plástica

Este fenómeno ocorre quando a ferramenta ultrapassa o seu limite elástico. A deformação plástica resultante provoca alterações ou danos na superfície de trabalho da ferramenta. Para aumentar a resistência a esta deformação plástica, é indispensável utilizar aços com uma dureza considerável (74).

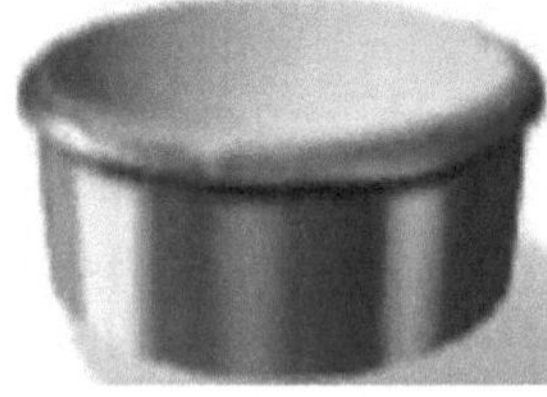

Figura 43: Punho deformado (74)

3.1.6.4- Aparecimento de fissuras

Neste contexto, as características do aço que garantem uma resistência efectiva à fissuração são as seguintes

- Baixa dureza.
- Elevada resistência microestrutural.

A liga utilizada deve evitar a formação de fissuras por sofrer uma ligeira deformação plástica quando sujeita a uma carga (74).

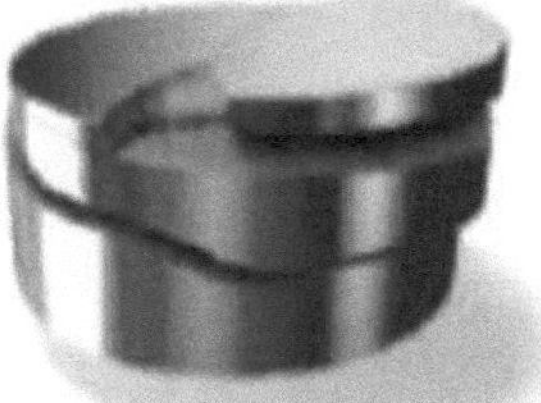

Figura 44: Punho fendido (74)

3.1.6.5- Problema de convulsões

As propriedades do aço que são de importância primordial para garantir uma forte resistência à gripagem são as seguintes

- Elevada dureza da ferramenta.
- Um coeficiente de atrito bastante baixo.
- Capacidade para utilizar tratamentos de superfície ou revestimentos (74).

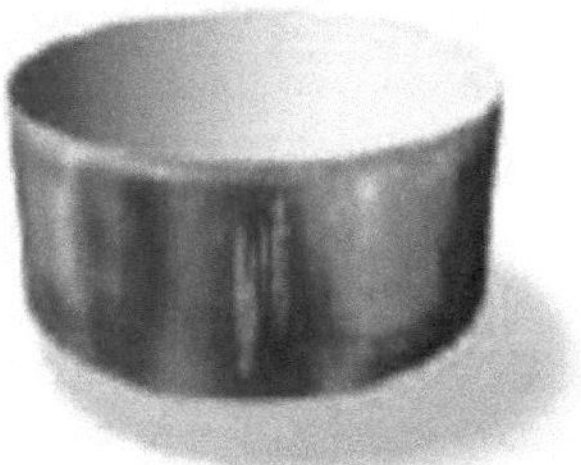

Figura 45: Punho da gripe (74)

Para evitar estas diferentes derrogações, é imperativo efetuar uma análise aprofundada dos constrangimentos impostos pelo produto. Quer se trate da transferência de um novo produto ou do desenvolvimento de um outro, a escolha e a qualidade6 dos materiais utilizados no fabrico dos fistons desempenham um papel decisivo para evitar eventuais problemas futuros.

3.1.7- Os diferentes revestimentos dos punções e matrizes

Os principais tipos de revestimento concebidos para melhorar os problemas de abrasão e/ou de aderência são os seguintes (74) :

3.1.7.1- Cromagem dura galvanizada

Este revestimento continua a ser o mais utilizado para proteger a superfície dos nós dos dedos. É aplicado por eletrólise num banho de sulfato, resultando em camadas de revestimento com cerca de 5 microns de espessura. Uma técnica quase semelhante à galvanização é a deposição física em fase vapor (PVD), utilizada para os outros revestimentos abaixo indicados. A PVD consiste na deposição de um vapor de metal na superfície do punção. Em comparação com a galvanização, esta técnica apresenta as seguintes vantagens

*   Melhoria da estabilidade das curvas de punho
*   Preservar o alívio
*   Proteção óptima contra o desgaste

Como resultado, é a escolha ideal para a maioria das aplicações de compressão de comprimidos farmacêuticos.

3.1.7.2- Revestimento de CrN (nitreto de crómio) - processo PVD

O revestimento CrN oferece uma superfície muito maior do que a obtida pelo processo de galvanização por "cromagem dura". Entre as suas vantagens destacam-se:

*   Dureza superficial três a quatro vezes superior
*   Melhor desempenho contra problemas de desgaste
*   Melhor desempenho contra problemas de aderência
*   Maior proteção contra o desgaste
*   Relação qualidade/preço

3.1.7.3- Revestimento de TiN (nitreto de titânio) - processo PVD

O revestimento de TiN é comparável ao revestimento de CrN em termos de desempenho contra problemas de aderência. Para além disso, oferece as seguintes vantagens:

*   A dureza da superfície excede em mais de quatro vezes a obtida pelo processo de galvanização.
*   Proteção superior contra o desgaste em comparação com o revestimento CrN.
*   Camadas extremamente finas com rugosidade extremamente baixa.

3.1.7.4- Revestimento DLC (Diamond Like Carbon) - processo PVD

Este tipo de revestimento tem o seu nome devido à sua natureza de carbono amorfo metaestável, que apresenta propriedades diamantadas intrínsecas. A aplicação deste acabamento de superfície aos fistons gera uma série de benefícios significativos:

*   Elevada resistência aos processos abrasivos.
*   Propriedades anti-ervas a longo prazo.
*   Particularmente adaptável a comprimidos efervescentes.
*   Uma dureza superficial mais de seis vezes superior à obtida pelo processo de galvanização.

É também essencial notar que a dureza e a ductilidade das ferramentas de compressão não dependem apenas da composição química do aço, mas também do seu tratamento térmico, neste caso a têmpera. De facto, um segundo tratamento de têmpera, cuidadosamente controlado por computador e realizado a altas temperaturas num ambiente de vácuo, oferece a capacidade de amolecer o material e, assim, evitar a sua rutura.

A adoção de uma abordagem adequada para o tratamento das ferramentas de compressão permite garantir um desempenho global exemplar do equipamento. No contexto do desenvolvimento de novos produtos ou da transição entre diferentes instalações, a escolha dos fistons requer uma análise aprofundada das suas características intrínsecas (102).

3.1.8- Integridade dos fistões e matrizes

A consideração do estado dos fistões, e em particular do seu comprimento de trabalho, é de importância vital. As variações no comprimento do punho podem ter um impacto substancial no controlo da massa, na resistência à rutura e na espessura dos compactos produzidos. Na ausência de conhecimento dos comprimentos específicos dos fistões, os defeitos observados nos compostos podem ser atribuídos, em grande medida, a factores externos.

Por conseguinte, é importante efetuar operações regulares de manutenção e inspeção. O objetivo é assegurar a uniformidade dos comprimentos dos punhos e das profundidades dos copos, que determinam a configuração da cabeça do punho, como mostra a figura abaixo (77,78).

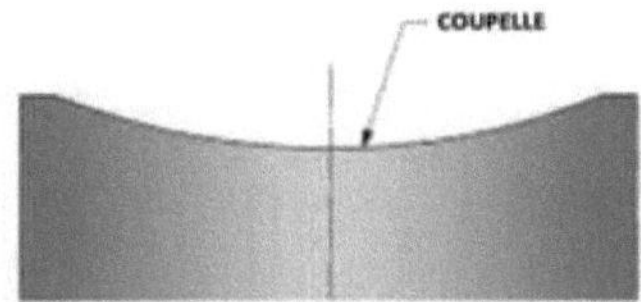

Figura 46: Punho da gripe (105)

É imperativo assegurar que todos os comprimentos de punho são consistentes. No entanto, a exatidão do comprimento do punho inferior é ainda mais crucial do que a do punho superior. Esta prevalência resulta do facto de o tamanho da zona inferior determinar decisivamente a uniformidade do enchimento no interior da matriz. Assim, qualquer alteração neste comprimento teria repercussões na massa e na resistência à rutura do compacto (103).

Na prática, o comprimento do punho é definido como a distância entre o ponto mais baixo da parte ativa do punho e a parte plana da sua cabeça. Esta medida deve estar dentro de 0,02 mm da especificação. Consequentemente, esta medição representa uma avaliação crítica que deve ser mantida durante todo o ciclo de vida do punho.

Recomenda-se que, dentro de um conjunto de juntas, a diferença entre o comprimento efetivo da junta mais comprida e o da junta mais curta não exceda 0,05 mm. Com isto em mente, é aconselhável examinar os comprimentos efectivos de novas juntas adicionadas a um conjunto pré-existente, de modo a permanecer dentro desta tolerância. Se esta medida se mantiver consistente, a nova ferramenta deverá ter um desempenho ideal em 95% das vezes (103).

Durante a fase de produção, existe uma relação direta entre o comprimento do punção e a força de compressão. De facto, o comprimento útil do punção pode ter um impacto no sistema de controlo da força da prensa. Como explicado acima, este sistema permite o ajuste automático do peso da prensa durante a produção, sem a necessidade de intervenção do operador (104).

As tolerâncias inadequadas da ferramenta afectarão, portanto, as forças de compressão medidas, fazendo com que o sistema de controlo responda a uma variação no comprimento da ferramenta em vez de uma variação real na massa da compressão (104).

A precisão cuidadosa do comprimento do punho é, portanto, de importância primordial para garantir uma produção consistente em termos de volume de comprimidos em cada estação e, assim, um controlo eficaz das forças do processo. No entanto, deve notar-se que, na maioria dos casos, o equipamento danificado resulta de uma compressão inadequada dos pós. Tipicamente, estes erros resultam de misturas que requerem forças de compressão excessivas, forças de ejeção demasiado pronunciadas, lubrificação insuficiente ou má remoção de poeiras.

A prensa de compressão pode ser comparada a um boletim de notas, revelando os erros das fases anteriores (106).

Finalmente, uma lubrificação eficaz dos punções maximizará a sua vida útil e minimizará os problemas que podem surgir durante a compressão. Por conseguinte, os operadores devem prestar especial atenção à paragem da prensa quando se acumulam partículas finas e a lubrificação do punho diminui. Uma vez que a lubrificação dos punhos esteja sob controlo, há outra área que deve ser monitorizada de perto: a integridade dos vedantes à volta dos punhos nas guias dos punhos (a parte da torre na qual os punhos são inseridos). Os vedantes danificados podem provocar uma fuga excessiva de óleo, combinada com a contaminação do pó, que pode contaminar as pastilhas. Os copos de recolha situados nas extremidades dos punhos constituem a última barreira contra este problema. Aquando da montagem e da desmontagem do dispositivo, é importante verificar se estão intactos (77,78).

3.1.9- Geometria da cabeça ativa do ponteiro

A conceção da ferramenta de compressão pode afetar o processo de compressão. As partes activas dos fistons, situadas na base dos fistons e que entram em contacto direto com o pó, são de importância primordial no dispositivo de compressão. Não há dúvida de que estas zonas sofrem uma adaptação considerável no interior do equipamento de compressão. Com efeito, o estudo da geometria das cabeças activas dos fistões é um domínio de investigação particularmente exigente no contexto dos progressos realizados na conceção das prensas de compressão.

Neste desenvolvimento, o objetivo é invariavelmente melhorar a eficiência do processo de compressão, ao mesmo tempo que se abordam os problemas específicos enfrentados pelas instalações de produção.

Como prova disso, uma investigação realizada em 2017 analisou os efeitos da modificação do contorno da superfície do punho e as características dos pellets. Para isso, foi feita uma comparação entre a produção de comprimes utilizando duas variedades de fistoon, que diferiam na configuração da sua parte ativa. A primeira caracteriza-se por uma superfície angular (A), enquanto a segunda tem uma face radial (B).

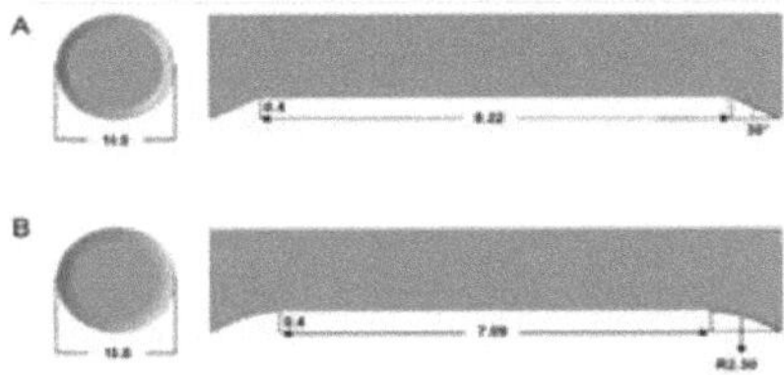

Figura 47: Representação esquemática das cabeças activas dos fistões (107)

As conclusões deste estudo evidenciaram que a adoção de fistons com uma configuração de face com um bordo radial (B) apresentava uma vantagem considerável para a produção de comprimidos. Esta abordagem favorece uma melhor densificação do pó, conduzindo a uma melhoria da resistência mecânica dos compactos produzidos, ao mesmo tempo que reduz a tendência para a clivagem (107).

A modificação do bordo angular da superfície biselada num contorno curvo específico da face radial permitiria uma penetração mais profunda do punho na cavidade da matriz durante o ciclo de compressão. Como resultado, obter-se-ia uma maior densificação do compacto.

Além disso, esta curvatura favoreceria uma distribuição mais homogénea da força de compressão ao longo da estrutura compactada, o que reduziria a formação de zonas sujeitas a tensões localizadas e, consequentemente, reduziria a expansão elástica do compacto durante a fase de descompressão (107).

3.1.10- Geometria da cabeça do punho passivo

Ao longo dos anos, as características de conceção dos fistões destinados à compressão foram objeto de numerosas adaptações destinadas a aperfeiçoar o processo de compressão, a melhorar a qualidade do produto acabado e a aumentar a durabilidade dos instrumentos. Para além das melhorias introduzidas nas cabeças activas dos fistons, a parte superior dos fistons, em contacto com os rolos de compressão, foi também objeto de numerosos estudos. Este componente do punho é frequentemente referido como a cabeça passiva. O plano da cabeça (HF) e o raio da cabeça (HR), como se mostra na Figura 49, podem ser modificados pelos fabricantes de ferramentas, a fim de prolongar a vida útil da ferramenta, melhorar a eficiência da compressão e, mais especificamente, melhorar as propriedades físicas dos compactos resultantes.

O conceito de (superfície plana da cabeça) ou HF do punho refere-se à superfície plana da cabeça que entrará em contacto com o rolo de compressão e, por conseguinte, regerá o período de contacto conhecido como (tempo de compressão) ou (tempo de permanência). Este período corresponde ao tempo durante o qual se mantém a distância mínima entre os punhos (108).

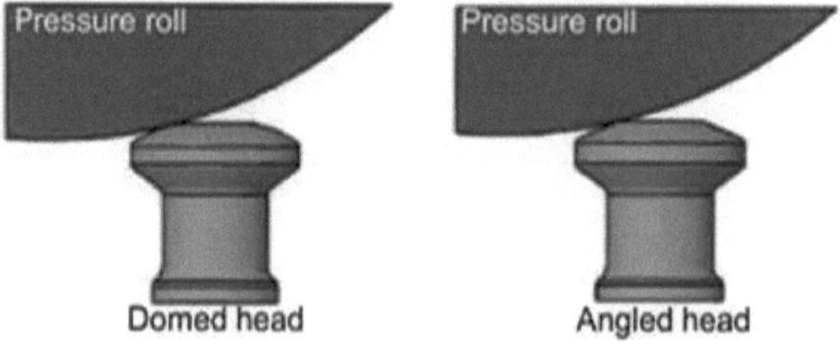

Figura 48: Representação esquemática das cabeças passivas dos fistões (104)

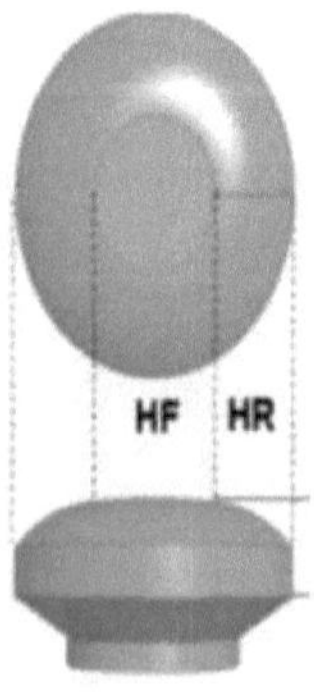

Figura 49: Esquema de uma cabeça de punho (108)

O valor do tempo de espera tem uma influência significativa sobre as propriedades comportamentais dos pós a ele submetidos. Um tempo de espera curto, como quando se aumenta a velocidade da prensa, pode parecer favorecer fenómenos como a clivagem, uma vez que o tempo de espera é insuficiente para permitir a absorção completa da energia pelo compacto antes da descompressão (109).

Na maioria das circunstâncias, é geralmente preferível optar por uma cabeça abaulada em vez de uma cabeça biselada, uma vez que a primeira pode ajudar a evitar a clivagem. De facto, o rolo de compressão entra mais cedo em contacto com a parte abaulada, o que o coloca a uma maior distância da superfície.

da superfície plana. Esta condição prévia permite evacuar o ar mais eficazmente antes de iniciar a compressão total. A configuração da cabeça abobadada reduz assim o impacto do choque e limita a quantidade de energia a evacuar durante a ejeção (103).

3.1.11-Ferramentas personalizadas

A personalização das ferramentas depende do tipo de máquina de produção de pastilhas e do produto final pretendido, havendo vários pontos de personalização a considerar (52). Os punções e a matriz desempenham um papel decisivo na definição da forma, das dimensões, da marcação e da segurança da pastilha. É essencial conceber a fonte de gravação de modo a eliminar arestas vivas, como ilustrado nas figuras abaixo.

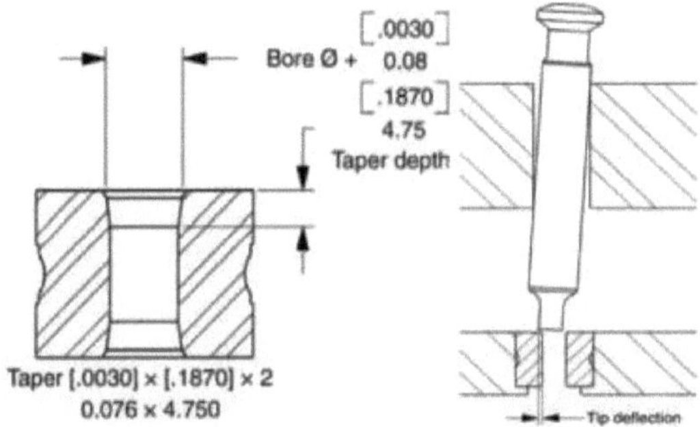

Figura 50: Exemplo de uma matriz cónica e de um punho desaxial (110)

A configuração da gravação deve ter em conta a quantidade de gravação em relação ao tamanho e à forma da pastilha, bem como as características do produto final. As matrizes cónicas oferecem vantagens como a expulsão do ar no início da compressão e a possibilidade de virar a matriz ao contrário em caso de defeito na face superior.

A chave de punho é essencial para alinhar o punho superior, particularmente com as prensas rotativas recentes e de rotação muito rápida, para evitar o risco de o punho ficar desalinhado.

No contexto das máquinas rotativas de alta velocidade, a utilização de cabeças de punho em forma de cúpula reduz o impacto entre o rolo de compressão e a cabeça do punho, garantindo uma transmissão mais suave da força para o ciclo de compressão. Isto reduz o stress e o risco de desgaste prematuro dos rolos de compressão. A largura da cabeça de punho influencia o tempo de compressão, sendo que uma cabeça de punho mais larga resulta numa maior eficiência e em forças de compressão reduzidas. No entanto, a diferença entre os diâmetros da cabeça e do corpo aumenta o risco de fratura da ferramenta (110).

No caso do fabrico de pequenas pastilhas, a utilização de punções multipontos permite aumentar a capacidade de produção a um custo mais baixo, tal como a utilização de vários sistemas de fixação dos pontos (111).

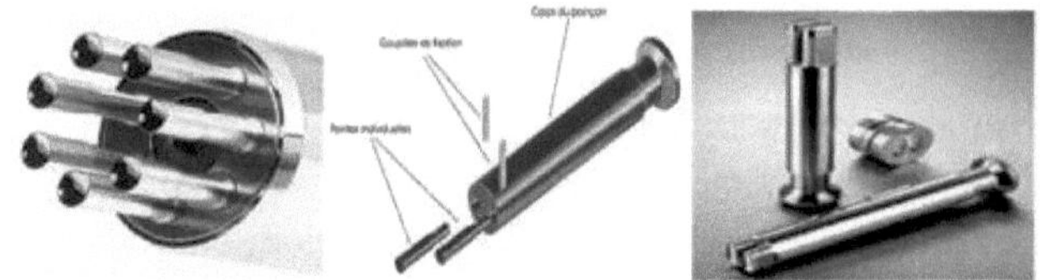

Figura 51: Exemplos de fistões multiponto e microponto (111)

3.1.12- Estado da torre e das matrizes

É extremamente importante assegurar que o equipamento é adequadamente lubrificado durante cada instalação, mesmo que seja utilizado um sistema de lubrificação automática. Os sistemas de lubrificação automática requerem geralmente cerca de 10 a 15 minutos de funcionamento contínuo até que o óleo lubrificante chegue aos manípulos e cames. Durante esta fase, os efeitos do desgaste por fricção e dos fenómenos de aquecimento podem aumentar consideravelmente, provocando uma diminuição da folga nas guias das placas de pressão, um aumento do desgaste dos cames e das cabeças e, finalmente, o risco de encravamento da torre.

A necessidade de lubrificação continua a ser igualmente relevante quando se trata do armazenamento prolongado de uma prensa de comprimidos ou de uma torre amovível. As condições ambientais, em termos de temperatura e humidade, podem levar à rápida propagação da corrosão. Além disso, as caixas de ferramentas usadas são também a fonte de ferramentas corroídas (fretting), identificáveis pelo aparecimento de pontos de ferrugem à volta do diâmetro exterior da parte superior das ferramentas (Figuras 52 e 53). Neste contexto, a simples substituição das matrizes não resolverá o problema em causa. Da mesma forma, a adição de uma placa de desgaste para restaurar uma superfície lisa na câmara da matriz não é uma solução sustentável. Devido ao facto de o alojamento do coto estar sempre sobredimensionado, o coto mantém uma margem de movimento no seu alojamento, o que favorece o atrito e uma maior deterioração do coto.

Além disso, quando os parafusos de ajuste da matriz são apertados, eles tendem a sair do alinhamento com as guias do punção, criando o potencial para danos na ponta do punção, desgaste da cabeça do punção e do excêntrico, e forças de ejeção excessivas (112).

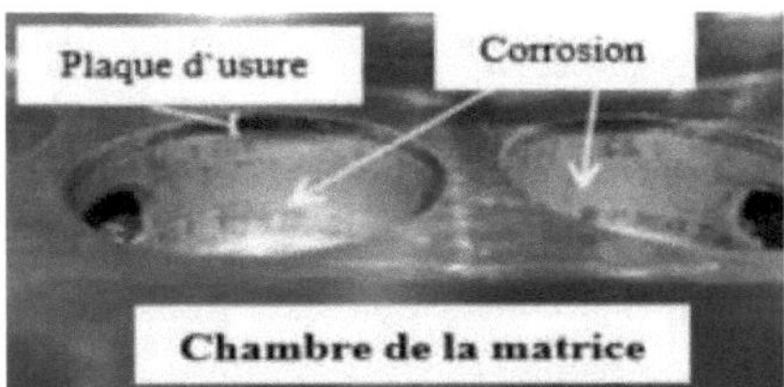

Figura 52: Representação da corrosão nas câmaras de matriz (112)

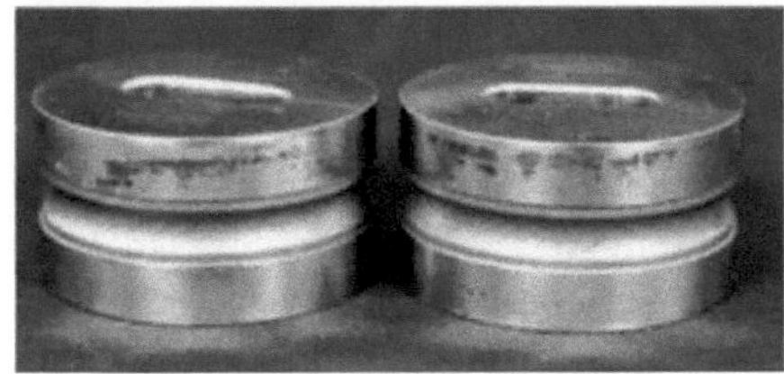

Figura 53: Corrosão da matriz (112)

3.1.13- Polimento

Para além dos revestimentos como estratégia para minimizar ou resolver problemas de aderência e/ou abrasão, o polimento de pontas representa uma alternativa que pode evitar muitos problemas de aderência sem recorrer a soluções dispendiosas como as que envolvem revestimentos. As várias vantagens conferidas pelo polimento de pontas podem ser resumidas da seguinte forma:

• Manutenção da qualidade das superfícies de compressão, incluindo as pontas.

• Melhorar a rugosidade das superfícies de compressão, ajudando a minimizar e/ou eliminar as tendências de aderência.

• Redução da fricção mecânica durante o processo de compressão, resultando num aumento da vida útil da máquina.

• Tornar a limpeza de formatos mais fácil e mais eficiente. (74)

No sector farmacêutico, são utilizadas várias estratégias para controlar o estado dos punções e matrizes. No entanto, existe uma ideia errada que sugere que, uma vez efectuado o primeiro controlo dimensional aquando da receção dos punções, não são necessários mais controlos e que os punções só são substituídos quando já não satisfazem os requisitos de qualidade do comprimido. Hoje em dia, no entanto, as empresas farmacêuticas tendem a adotar uma política de controlo durante o processo. Esta política permite a deteção precoce de ferramentas gastas, permitindo a sua substituição ou atualização antes que a qualidade do produto final seja comprometida (74).

Regra geral, o polimento só deve ser efectuado quando permanecem resíduos de pó nas pontas, mesmo após a limpeza com álcool isopropílico. Contudo, algumas misturas de pó podem ser muito abrasivas e danificar o próprio revestimento. Nessas situações, poderá ser necessário efetuar um polimento após cada lote, a fim de preservar a qualidade da ponta e evitar uma maior deterioração.

No entanto, é de notar que o polimento deve ser efectuado com escovas e pastas adequadas, como a pasta de diamante, e com extremo cuidado para evitar qualquer risco de danos adicionais na ponta (113).

Um polimento incorreto pode causar danos na ponta, como o arredondamento do diâmetro externo, ângulos, gravações e até mesmo a deformação da concavidade. Nas indústrias onde as fórmulas abrasivas são utilizadas a toda a hora, a compra de uma polidora automática pode ser um investimento sensato.

4- Parâmetros de funcionamento

O desenvolvimento de um processo de compressão farmacêutica implica a manipulação de um certo número de parâmetros de funcionamento para garantir a qualidade, a reprodutibilidade e a eficácia do processo. Para cada produto, os parâmetros de funcionamento da compressão são previamente definidos para que o operador possa seguir estas instruções e obter comprimidos de acordo com as especificações exigidas. Estes parâmetros são definidos através dos seguintes métodos:

4.1- Determinação do excêntrico de enchimento excessivo

A conceção da came será determinada com base nas propriedades habituais do grânulo, tomando como ponto de partida o seu volume a granel e utilizando as seguintes fórmulas (54):

Em primeiro lugar, com base na análise granulométrica, é essencial obter a densidade aparente da mistura utilizando a seguinte relação:

$$\text{Densidade} = \frac{Masse\ testée}{Volume}$$

com massa em gramas e volume em mililitros.

De seguida, determinamos o volume de pó correspondente à massa de um comprimido:

$$\text{Volume} = \frac{Masse\ du\ comprimé}{Densité}$$

[3]Se a massa estiver em miligramas, o volume estará em mm .

Finalmente, calcularemos a altura do pó correspondente ao volume utilizando as dimensões dos comprimidos em milímetros, negligenciando o volume correspondente à seta do comprimido nesta consideração.

Para os comprimidos redondos, é utilizado o diâmetro do comprimido:

$$\text{Altura} = \frac{4 \times Volume}{\pi \times Diametre^2}$$

Para pastilhas rectangulares ou quadradas:

$$\text{Altura} = \frac{Volume}{Longueur \; x \; Largeur}$$

Para as compressas oblongas ou ovais: utilizar a equação anterior, partindo do princípio de que a secção transversal da compressa pode ser assimilada a um retângulo para efeitos de cálculo.

Para comprimidos triangulares :

$$\text{Altura} = 2 \; x \; \frac{Volume}{Base \; x \; Hauteur}$$

A came a utilizar para os primeiros ensaios será o dobro do valor calculado, arredondado para o valor superior mais próximo. A título de exemplo, se a altura calculada for de 5,6 mm, será utilizada uma came de 12 mm (54).

4.2- Determinação da velocidade da máquina

A velocidade óptima da prensa será determinada pela capacidade de minimizar a variação no enchimento com o excêntrico de enchimento selecionado. Dependendo do tipo de prensa de comprimidos, esta

A variação do enchimento é apresentada de várias formas e os critérios de aceitação variam (geralmente entre 7 e 10% para prensas reguladas por força e menos de 1% para prensas reguladas por deslocamento):

Se, com o excêntrico escolhido, não for possível obter um valor inferior ao objetivo, escolher-se-á o excêntrico de sobreenchimento mais elevado ou reduzir-se-á o débito. Todos os ensaios posteriores devem ser efectuados com a taxa assim determinada. Se, durante a qualificação, for necessário alterar este débito, os ensaios já efectuados devem ser repetidos com o novo débito (114).

4.3- Determinação do binário de pré-compressão/compressão

Quando a prensa de comprimidos está equipada com duas rampas (saída dupla), os testes abaixo podem ser efectuados numa única rampa, e o valor de pré-compressão escolhido subsequentemente pode ser verificado na segunda rampa (81):

Inicialmente, é necessário verificar se a massa dos comprimidos está em conformidade com as especificações e se está próxima do objetivo. De seguida, é necessário variar a força de pré-compressão e a força de compressão de modo a analisar a gama possível de combinações de pré-compressão/compressão. Recomenda-se um mínimo de 4 forças de pré-compressão diferentes e 5 forças de compressão diferentes por força de pré-compressão.

Para cada par de pré-compressão/compressão, a dureza, o seu coeficiente de variação (CV) e a espessura são medidos em 10 comprimidos. A partir destes resultados, é possível traçar uma curva de dureza versus força de compressão para cada força de pré-compressão, bem como um gráfico do CV das durezas para cada força de pré-compressão.

Estes gráficos serão utilizados para determinar a melhor relação força de pré-compressão/força de compressão. Os valores seleccionados devem situar-se na parte linear da curva de dureza, antes do patamar (valores a partir dos quais a dureza deixa de aumentar com o aumento da força de compressão), de modo a obter o valor de dureza mais próximo do objetivo (geralmente o valor mediano da especificação de dureza do produto incluída no ficheiro de lote).

Idealmente, o rácio entre a força de pré-compressão e a força de compressão deve manter-se abaixo dos 40%. Se este não for o caso, podem ser feitas tentativas para reduzir a taxa de compressão. Se a prensa estiver equipada com duas rampas, é útil traçar o gráfico da dureza em função da força de compressão, para efeitos de verificação, na segunda rampa da máquina, com o valor de pré-compressão determinado na primeira rampa.

Neste caso, o ensaio será considerado conforme se as curvas das duas rampas forem sobreponíveis (54).

4.4- Determinação da penetração óptima do punho superior na pré-compressão e na compressão

O objetivo deste cálculo é verificar se a altura de penetração do punho superior permite uma cinemática idêntica entre o punho superior e o inferior. Se não for esse o caso, a distribuição das forças no interior da pastilha não é simétrica, o que pode provocar clivagem ou colagem, nomeadamente no caso de produtos sensíveis. A regulação simétrica permite igualmente distribuir o trabalho de forma homogénea entre os punções superior e inferior, reduzindo assim o desgaste.

A máquina deve ser regulada de acordo com as massas e as durezas pretendidas. Para calcular a penetração teórica do punho na pré-compressão, utiliza-se a seguinte equação (54):

Penetração do punho pré-compressão $= \dfrac{h - EP}{2}$

Sendo h a altura de enchimento e EP o espaço de ar na pré-compressão (o espaço de ar é a distância entre os pompons superior e inferior no momento da pré-compressão).

Depois, para a compressão, utilizamos a seguinte equação:

Penetração do pompom por compressão $= \dfrac{e - EC}{2}$

Sendo que e corresponde à espessura da pré-compressão e EC à folga de compressão.

Para verificar estas alturas, aplicam-se as penetrações calculadas anteriormente e determina-se novamente a curva de compressão com a pré-compressão óptima determinada. Se se verificar uma melhoria na facilidade de obtenção da dureza ou um alargamento da gama utilizável, este ajuste será válido. Se não for esse o caso, é reposto o ajuste inicial para a penetração do ponto superior (54).

4.5- Determinação da velocidade óptima do distribuidor

O ensaio é efectuado com o distribuidor standard da máquina. Uma vez que a máquina esteja configurada com a massa alvo e as forças alvo, o procedimento é o seguinte:

A velocidade do(s) distribuidor(es) varia entre os valores mínimo e máximo. Para cada rampa da máquina e cada velocidade do distribuidor :

- Pesar 20 comprimidos e ajustar cada ponto, se necessário.

- A força de compressão e o seu coeficiente de variação são registados

- Em seguida, efectua-se um teste UDM (Uniformity of Dosage Units) e anota-se o coeficiente de variação associado a este teste.

O valor ótimo para a velocidade da válvula representa um compromisso entre a variação da força de compressão e o valor do coeficiente de variação do UDM (115).

4.6- Determinação da tolerância e da histerese

4.6.1- Princípios teóricos e requisitos regulamentares

No que diz respeito à tolerância, os limites que estabelecemos serão os definidos pela farmacopeia (uniformidade de massa). Quanto à histerese, esta dependerá dos limites de massa média que o laboratório deseja manter. De facto, os textos regulamentares não fornecem pormenores específicos sobre este assunto (81).

O princípio subjacente é que, se um processo for suficientemente capaz de manter os desvios de massa propostos, a probabilidade de encontrar T1s (sendo T1 o desvio limite em percentagem da massa média) numa produção conforme será, ela própria, muito baixa. De certa forma, trata-se de uma abordagem de controlo estatístico do processo. No entanto, os avanços tecnológicos permitem atualmente garantir a ausência total de T1 na produção.

A tolerância é calculada de modo a que a prensa ejecte o comprimido logo que o seu peso atinja o de um T1.

No que diz respeito ao teste de uniformidade de massa acima mencionado, a farmacopeia recomenda a pesagem de 20 comprimidos tomados aleatoriamente e o cálculo da massa média. A amostra passa o teste se a massa individual de não mais de 2 das 20 unidades se desviar da massa média mais do que a percentagem indicada no quadro (quadro 2), e se a massa de nenhuma unidade se desviar mais do dobro desta percentagem (T2).

O objetivo da curva de linearidade é calcular os parâmetros que permitem à prensa manter os limites de massa média recomendados, ejectando simultaneamente qualquer T1/T2, a fim de evitar a sua presença na produção conforme (54).

4.6.2- Determinação das tolerâncias

O objetivo deste passo é verificar a linearidade da função matemática: Força de compressão = f(Massa).

A partir desta relação, o objetivo é calcular as tolerâncias da prensa, ou seja, determinar os valores de força a partir dos quais a prensa ejectará os comprimidos produzidos. O cálculo das tolerâncias da prensa consiste em determinar os valores de força correspondentes às tolerâncias T1 e T2.

[2]A equação: Força de compressão = f (Massa) para uma reta do tipo $Y = ax + b$ será considerada aceitável se o coeficiente de determinação **R** desta relação for maior ou igual a 0,97.

Medidas a aplicar (54):

A máquina deve estar quente (para evitar perturbações causadas pela expansão dos fistons) e o peso deve ser ajustado ao objetivo.

Os limites do estudo de tolerância devem ser, pelo menos, (Target- T1) a (Target+T1) e, idealmente, (Target-T2) e (Target+T2) se estas definições puderem ser fisicamente obtidas. De facto, dependendo dos produtos e das máquinas, os valores -T2 e +T2 podem não ser alcançados: uma massa demasiado pequena pode significar que os comprimidos não são suficientemente duros para serem manuseados e, inversamente, uma massa demasiado grande pode significar que a força de compressão excede o limite de sobrecarga dos fistões.

O ensaio consiste em registar valores de força para configurações de massa distribuídas tão uniformemente quanto possível entre os limites mínimo e máximo. Os testes começam com o valor de força mais baixo e progridem em direção ao valor de força mais alto, sem retrocesso. É imperativo deixar a máquina estabilizar durante pelo menos 3 minutos antes de tomar as pastilhas correspondentes a cada medição (com base na variação percentual da força de compressão apresentada no ecrã de controlo).

O número de medições efectuadas não é limitado, mas sim determinado pela gama de compressão. As massas, longe de serem necessariamente valores arredondados, são metodicamente distribuídas entre os dois extremos do estudo, equilibrando aproximadamente o número de valores tanto abaixo do limite inferior e do objetivo, como entre o objetivo e o limite superior. Um conjunto de 13 valores é considerado ótimo, enquanto um número inferior a 7 é considerado insuficiente. Se possível, é aconselhável efetuar um teste próximo de valores "sensíveis" como -T2, -T1, Alvo, +T1 e +T2.

Nota: Se o coeficiente de determinação for inferior a 0,97, é imperativo verificar a calibração e o funcionamento mecânico correto dos sensores da prensa. Se não se registarem melhorias, os limites do estudo podem ser reduzidos de T2 para T1. Se o coeficiente permanecer abaixo de 0,97, a prensa não pode ser qualificada no estado atual. Para remediar esta situação, devem ser procuradas melhorias nos seguintes domínios:

- Máquina a frio: Para uma determinação óptima das tolerâncias, a máquina deve estar quente. Caso contrário, o teste pode ser falsificado por variações no comprimento dos pinos.
- Força de compressão inadequada: A compressão não deve ser efectuada na parte linear da relação força-dureza
- Problemas da própria prensa: esferas de compensação, folgas diversas, desgaste das ferramentas
- Gama de compressão inadequada

Uma vez obtidos os coeficientes, as forças correspondentes à massa alvo e às massas -T1 e +T1 podem ser calculadas utilizando a equação "Força de compressão = f(Massa)":

- Força (alvo) = a x Massa (alvo) + b
- Força (-T1) = a X massa (-T1) + b
- Força (+T1) = a x Massa (+T1) + b

Podemos então determinar a tolerância definida da seguinte forma:

$$\text{Tolerância (Força calculada)} = \frac{Force\ (+T_1)-Force\ (Cible)}{Force\ (Cible)} \times 100$$

À tolerância de força calculada pela equação acima, deve ser subtraída uma margem restritiva de 5%, correspondente ao desvio máximo tolerado na exatidão do extensómetro (54).

4.6.3- Otimização da regulação, determinação da histerese

A determinação da inclinação do regulador (correspondente à zona de não regulação da "massa" ou "histerese") será efectuada utilizando as equações e os valores obtidos no parágrafo anterior. A histerese será avaliada a metade do limite de regulação da prensa.

Quadro 6: Limites de regulação e de histerese em função da massa do compressor (54)

Massa comprimida	Limite de ajustamento (%)	Histerese (%)
< 80 mg	± 1,9	± 0,95
> 80 e < 250 mg	± 1,4	± 0,70
> 250 mg	± 0,9	± 0,45

Da mesma forma que os cálculos de tolerância acima mencionados, é possível determinar, utilizando as massas de compressão associadas aos limites superior e inferior de histerese, as forças correspondentes a essas massas. Obtém-se assim a histerese da força de compressão em percentagem (54).

4.6.4- Cálculo do parâmetro de regulação do espaçamento dos rolos em função da expansão da articulação

Para calcular o valor deste parâmetro, é necessário efetuar o procedimento a frio após uma pausa de pelo menos 8 horas (o tempo necessário para a prensa arrefecer completamente).

O primeiro passo é definir a prensa para a massa alvo, depois registar os valores de compressão e altura de corte. A prensa deve então funcionar durante 3 horas no modo de controlo primário. Após este período, é necessário corrigir a massa, se necessário, de modo a encontrar exatamente a massa inicial.

Finalmente, a altura do corte de compressão é ajustada para corresponder exatamente à força-alvo inicial e a nova altura do corte de compressão (81) é anotada.

4.6.5- Verificação do passo e respeito pela histerese

O passo, definido como a amplitude pela qual a prensa ajusta o came de dosagem em cada controlo no circuito de controlo primário, é uma medida vital para garantir a reatividade da prensa em caso de desvio. Para verificar se esta amplitude ajustável permite que a prensa regresse rapidamente à sua histerese em caso de desvio, a prensa pode ser configurada com todos os valores-alvo obtidos (velocidades das válvulas, pré-compressão, compressão, tolerâncias e histerese) e, em seguida, passar para o modo de controlo primário.

A prensa é então deixada a funcionar durante dois minutos para estabilizar e a massa (a massa média em 20 comprimidos) é verificada. Os valores de massa correspondentes à Massa (Objetivo) ± (2 x Histerese) são então calculados, seguidos da Massa (Objetivo) ± (3 x Histerese). Voltamos ao modo manual para variar a massa de acordo com os valores determinados acima, antes de voltar ao controlo primário. A massa é então verificada após a regulação, tendo o cuidado de verificar o número de correcções efectuadas e o tempo máximo de retorno.

A massa após a regulação deve estar dentro da histerese, mas não precisa de ser igual à massa inicial (54).

4.7- Cálculo e determinação do tempo de espera

O tempo de espera é definido como a parte do tempo de contacto durante a qual os pontos não mudam a sua posição vertical em relação aos rolos, ou seja, quando a parte plana da cabeça do ponto está em contacto com os rolos. Note-se que o tempo de paragem não depende do diâmetro do rolo.

A noção de tempo de espera é muito mal utilizada ou mal compreendida. De facto, deve ser utilizada como referência, uma medida da velocidade linear (ou seja, tangencial ou angular) e, por conseguinte, depende da geometria da cabeça do ponto. As comparações de velocidade baseadas no tempo de espera pressupõem que o ponto tem uma cabeça plana. A velocidade é então o comprimento desta parte plana dividido pelo tempo de paragem. Para a mesma velocidade de linha, quanto mais pequena for a cabeça plana do ponto, mais curto será o tempo de espera. O tempo de compressão para cabeças de punção em forma de cúpula é virtualmente zero por definição, independentemente da velocidade da linha da prensa. É por isso que, em comparação com o tempo de compressão, a velocidade da linha é uma melhor medida da velocidade da prensa.

Qualquer tentativa de calcular o tempo de paragem a partir de traços de tempo de compressão está condenada ao fracasso, porque essa curva depende das propriedades do material em pó comprimido. A deformação plástica e a recuperação elástica distorcem a forma "ideal" do perfil força-tempo.

Uma fórmula "clássica" simples para o tempo de paragem não tem em conta a curvatura da trajetória

DT(ms) = (L x NS x 3600,000) / (n x PCD x TPH)

Ou L = comprimento de uma parte plana do punho (mm)

NS = Número de estações

n = 3.14159265

PCD = Diâmetro do círculo teórico da torre (mm)

TPH = Velocidade da prensa em termos de comprimidos por hora

De facto, o tempo de espera, tal como definido, depende da geometria da ferramenta. Uma velocidade linear (tangencial) da torre é uma melhor forma de representar a velocidade da prensa independentemente da geometria da cabeça de punção (81).

5- Conclusão

A compressão é um processo complexo de desenvolver devido à variabilidade dos materiais a comprimir e das propriedades dessas matérias-primas. Esta apresentação permitiu-nos analisar em profundidade os mecanismos envolvidos na compressão. Os equipamentos evoluíram em função da compreensão destes mecanismos e cada equipamento tem as suas especificidades que devem ser tidas em conta.

Por conseguinte, o conhecimento de todos os parâmetros que influenciam a qualidade final do produto comprimido é essencial. Vimos que a tomada em consideração de todas estas variáveis permite ao criador e depois ao fabricante realizar projectos com sucesso, qualquer que seja o material a comprimir. A investigação sobre a afinação destes parâmetros é efectuada ao longo de todo o processo, durante a fase de investigação e desenvolvimento da fórmula, o desenvolvimento do processo, bem como durante a sua afinação aquando da aquisição de uma nova prensa. No entanto, todos estes parâmetros são mais ou menos interdependentes, e os criadores ou fabricantes têm de fazer escolhas e compromissos para dar prioridade a certas propriedades e de acordo com os diferentes condicionalismos. O desenvolvimento é geralmente efectuado empiricamente, mas o conhecimento dos parâmetros e do seu impacto pode poupar tempo, orientando as escolhas e antecipando as consequências.

Embora o processo pareça estar bem dominado hoje em dia, ocorrem frequentemente falhas de fabrico para as quais os fabricantes parecem ainda não ter encontrado uma solução radical, resultando em perdas consideráveis quando ocorrem. O quarto e último capítulo será consagrado ao estudo dos mecanismos de ocorrência das diferentes interacções com as ferramentas e à otimização do processo com base em dados de investigação recentes que visam encontrar soluções para estes problemas, melhorar o desempenho das prensas, bem como outras possibilidades de aumentar o rendimento. A monitorização do processo também está a ser desenvolvida para melhorar a robustez e a reprodutibilidade, com a investigação a centrar-se na possibilidade de monitorizar a produção em tempo real, de modo a reagir em caso de desvios de parâmetros e a permitir a automatização total do processo como perspetiva futura.

INTERACÇÕES COM FERRAMENTAS E PONTOS DE OPTIMIZAÇÃO DO PROCESSO DE COMPRESSÃO

1- Interação com ferramentas e defeitos de compressão

A compressão pode ser defeituosa a diferentes níveis:

• Deficiência em termos de dureza, necessitando de uma reavaliação dos parâmetros do processo de compressão, com aumento da força de compressão, aliada a uma reformulação da mistura, que se revelou inadequada para o fabrico de comprimidos.

• O problema da uniformidade sugere variações nos parâmetros do processo ao longo do tempo e/ou a não uniformidade da mistura inicial, incluindo fenómenos de segregação durante o armazenamento ou a alimentação.

• Comprimidos defeituosos, em que a natureza do defeito dá geralmente uma indicação da causa subjacente do problema (116)

O questionamento pode envolver a formulação, bem como as condições de funcionamento (parâmetros do processo) e o equipamento. As origens do defeito de fabrico podem, portanto, ser múltiplas, e a utilização de um diagrama ISHIKAWA, também conhecido como diagrama de espinha de peixe, pode ser útil para identificar a origem do problema (117).

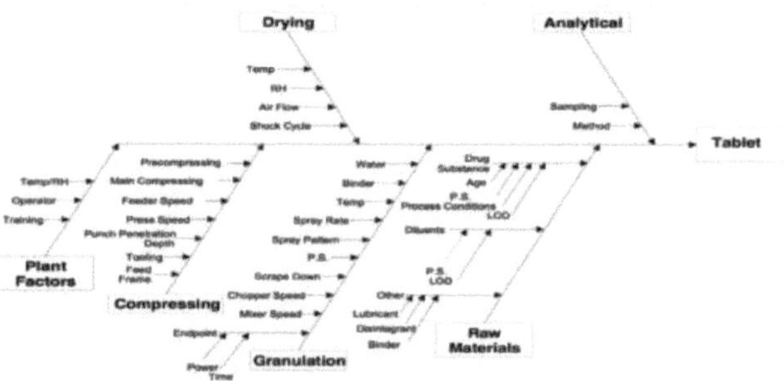

Figura 54: Diagrama de Ishikawa das possíveis causas das várias falhas

de comprimidos (117)

Entre as falhas mais comuns e documentadas que ocorrem durante a compressão estão :

1.1- Comprimidos simples e patenteados

No final da prensa ou durante as operações de manuseamento após a compressão, não é raro encontrar comprimidos partidos. Este defeito manifesta-se por uma quebra nos bordos do comprimido e é geralmente atribuível a uma regulação inadequada da prensa de comprimidos.

Mais especificamente, é essencial verificar o ajuste da rampa de ejeção e assegurar que a trajetória das pastilhas na rampa de transferência para o coletor de pó se mantém ordenada. Se tal não acontecer, as pastilhas podem colidir, aumentando o risco de fragmentação (109,110).

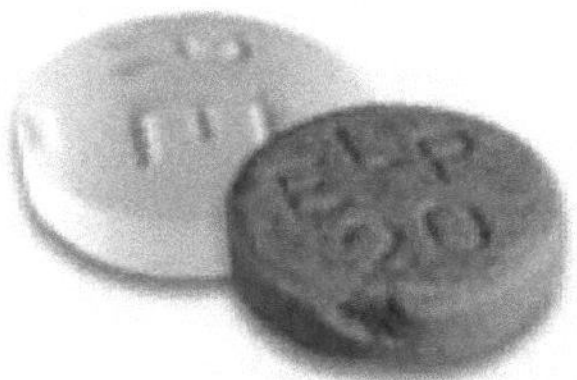

Figura 55: Exemplo de uma pastilha ebreche (119)

1.2- Pastilhas com fissuras

As fissuras, ou pequenas roturas, referem-se a comprimidos que apresentam fissuras nas suas superfícies centrais superior e inferior e, por vezes, até nas suas laterais. Estas fissuras podem ser o resultado de uma recuperação elástica excessivamente rápida do comprimido após a compressão. Do mesmo modo, a utilização de fistons com uma concavidade pronunciada é um fator adicional que favorece o aparecimento deste fenómeno (118).

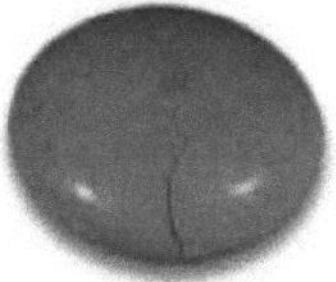

Figura 56: Exemplo de uma pastilha fendida (119)

1.3- Comprimidos simples para a gripe

O termo apreensão de comprimidos na matriz refere-se à situação em que os comprimidos aderem ou se partem dentro da matriz. Com efeito, forma-se uma película na matriz, dificultando o processo de ejeção do comprimido. Em caso de aderência excessiva, podem aparecer fissuras nos lados do comprimido, levando eventualmente à sua desintegração.

As causas mais comuns deste problema são a humidade excessiva no grão, a lubrificação insuficiente da fase exterior e/ou a utilização de matrizes desgastadas (74).

1.4- Comprimidos nus com pontos pretos na superfície

O termo "pontos negros" abrange uma série de defeitos relacionados com o aspeto visual dos comprimidos, que podem assumir a forma de manchas em vez de simples pontos, ser cinzentos em vez de pretos, ou mesmo aparecer como manchas no interior do comprimido em vez de na sua superfície.

As origens destas manchas ou pontos negros podem ser múltiplas. No entanto, se estas imperfeições aparecerem na superfície do comprimido e não parecerem estar integradas no núcleo do comprimido, é muito provável que a causa seja a prensa e não a mistura de pós.

À medida que os ciclos de compressão avançam, a ação abrasiva dos pós provoca a erosão de algumas partes do equipamento. Não é o equipamento em si que é responsável pelos pontos negros (a menos que seja utilizado material de má qualidade), mas sim a consequência do desgaste dos pinos e das matrizes, aumentando a folga inicial que lhes permitia deslizar. O espaço extra pode então reter partículas na mistura. Quando estas partículas se acumulam na parede da matriz, a fricção da passagem do punção pode queimar este material, depositando partículas negras na superfície dos compactos durante a compressão. Uma limpeza agressiva e um polimento excessivo do equipamento podem favorecer ou acelerar o aparecimento de tais defeitos. O arredondamento do ângulo da borda da cabeça do punho também pode permitir que as partículas fiquem presas entre o punho e a matriz, criando pontos pretos. Assim, quando aparecem pontos negros durante a compressão, o primeiro controlo a efetuar diz respeito ao estado dos punções e das matrizes (109,110).

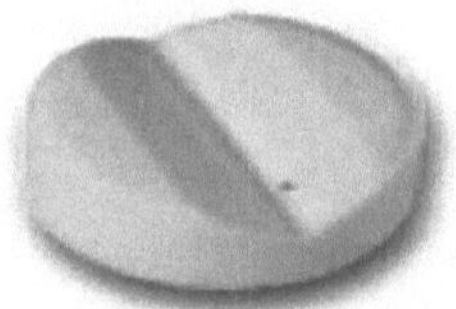

Figura 57: Exemplo de uma pastilha com pontos pretos (119)

1.5- Colagem

O fenómeno de ligação refere-se à adesão dos pós às superfícies das ferramentas de compressão, ou seja, aos punções superior e inferior e às paredes da matriz. Na literatura, existem várias definições deste fenómeno devido às suas diferentes variantes. Resumidamente, existem três tipos principais de colagem: "Picking", em que o pó adere às ranhuras gravadas na superfície dos punções; "Filming", em que a face dos punções é coberta por uma película de pó; e "Sticking", em que as superfícies dos punções ou das matrizes são cobertas por várias camadas de pó(96,97). O termo "colagem" é, portanto, utilizado para agrupar todos estes fenómenos num único termo.

A colagem raramente ocorre durante a fase de desenvolvimento da formulação, quando são produzidos apenas alguns comprimidos. Geralmente aparece durante as fases de produção em larga escala, onde as possibilidades de modificação e investigação são muito limitadas. A esta escala, a colagem causa sérios danos à produção: aumenta os custos e os tempos de produção, afecta a qualidade dos comprimidos produzidos e provoca o desgaste prematuro das prensas e das ferramentas.

Quando ocorre a colagem, a produção é interrompida para limpar, polir e/ou substituir os punções antes de ser retomada. Os comprimidos têm então um aspeto deteriorado, com superfícies rugosas, gravação incompleta e variações de peso, levando à sua rejeição e destruição(96,98). A ocorrência de colagem pode também levar ao desgaste prematuro dos fistons devido às elevadas forças de ejeção. Apesar dos progressos consideráveis realizados, ainda não foi identificada nenhuma causa fundamental para compreender completamente o fenómeno da ligação. Isto deve-se à sua natureza multifatorial complexa e à longa indisponibilidade de técnicas de avaliação adequadas para o medir (96,98,99,100).

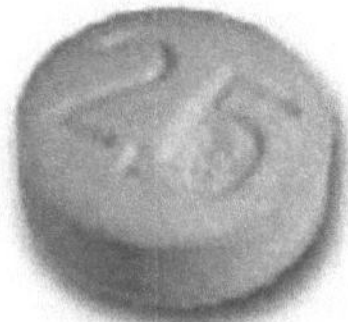

Figura 58: Exemplo de uma pastilha que foi colada com o punho (119)

1.5.1- Mecanismos de ligação

1.5.1.1- Aderência devido à retenção de ar

Durante o processo de compressão, particularmente quando se utilizam punhos côncavos, um volume variável de ar fica retido na copa do punho. O aumento da profundidade deste copo aumenta a propensão para reter o ar. Esta retenção de ar cria uma área de baixa densidade na parte superior da pastilha e, quando o punho superior sobe após a compressão, parte do grão pode aderir à sua superfície.

Para ultrapassar este problema, é essencial assegurar que o tempo de permanência do punção é corretamente definido para otimizar a evacuação do ar da mistura de pó na matriz. Uma maior pré-compressão também permite a remoção de mais ar antes da fase de compressão, reduzindo o volume de ar que pode ficar retido.

A altura de compressão na matriz é também um parâmetro crucial. Ajustando a profundidade de penetração da matriz superior na matriz para o nível ótimo, o ar pode sair fácil e rapidamente durante a compressão. Quando não é possível ajustar estes parâmetros, uma alternativa é usar matrizes cónicas, facilitando assim a evacuação do ar durante a compressão (125).

1.5.1.2- Aderência devido a um problema de lubrificação

A função inerente de um lubrificante na formulação de um produto reside na sua capacidade de impedir a adesão do pó a punções, matrizes e outros componentes da prensa de comprimidos. Além disso, o lubrificante utilizado na formulação facilita a ejeção dos comprimidos compactados.

Estas substâncias, sendo o estearato de magnésio a mais comummente utilizada, caracterizam-se por um tamanho de partícula fino e estão presentes em proporções muito baixas na mistura. No entanto, o lubrificante tem uma influência significativa na capacidade de produzir comprimidos de qualidade. Na ausência de uma mistura adequada após a incorporação, particularmente no caso de uma mistura não homogénea, a sua eficácia não será a melhor.

Dois erros frequentemente encontrados na aplicação de lubrificantes são os seguintes:

• A primeira consiste em negligenciar a peneiração preliminar dos lubrificantes para eliminar as partículas granuladas e sobredimensionadas.

• A segunda é o facto de não se misturar uniformemente o lubrificante na fórmula do produto.

Durante o processo de compressão, a ausência de lubrificante na mistura pode causar rangidos na prensa. A força de ejeção será também significativamente mais elevada do que o normal, o que pode provocar danos nos punções e nos cames. Na ausência ou mistura inadequada do lubrificante, podem também ocorrer problemas de colagem.

O erro de diagnóstico mais comum quando ocorre um problema de colagem é concentrar-se exclusivamente nas ferramentas. De facto, uma vez detectada a colagem, a ação mais comum tomada pelos operadores de compressão é parar a prensa, remover o produto colado e polir os punções antes de reiniciar a produção. Embora esta ação resolva temporariamente o problema da aderência, leva a uma falsa conclusão quanto à origem do problema. A colagem reapareceria, obrigando à paragem da prensa durante a produção e à necessidade de polir novamente os punções. Assim, no final do lote, a perda de polimento das ferramentas é muitas vezes erradamente identificada como a origem do problema (125).

1.5.1.3- Aderência devido a um controlo deficiente da secagem dos grãos

Durante um processo de secagem mal controlado, pode surgir um problema de endurecimento superficial dos grãos, manifestado por grânulos que secam à superfície enquanto permanecem húmidos no interior. Isto pode ocorrer quando o ligante não é distribuído uniformemente na mistura e a secagem é incompleta. No entanto, também pode ocorrer quando o ligante é corretamente adicionado, mas o processo de secagem do grão é demasiado rápido.

Nesta situação, a rápida eliminação da água intrínseca faz com que parte do aglutinante se desloque para o exterior do grânulo. Isto leva à secagem e à formação de uma camada dura à volta do resto do material, que já não pode secar uniformemente. Nestas circunstâncias, o fenómeno de colagem pode ser causado por dois aspectos distintos: humidade residual no centro do grânulo e excesso de aglutinante concentrado na superfície do grânulo.

A solução recomendada para este problema é abrandar o processo de secagem. Numa situação persistente em que o produto apresenta problemas de aderência apesar de um diagnóstico metódico, pode ser considerada a utilização de um revestimento nos nós dos dedos. Como mencionado anteriormente, um revestimento de nitreto de crómio (CrN) irá, entre outras coisas, melhorar a resistência a problemas de aderência. Nalguns casos, esta medida pode ser suficiente para acabar com o problema da aderência. No entanto, é importante notar que a modificação das ferramentas também pode ser um desperdício de tempo e dinheiro, uma vez que muitos produtos podem apresentar problemas de aderência, independentemente das modificações efectuadas no desenho do punho (125).

1.5.1.4- Colagem de alvos sobre motivos de punhos

Outro problema frequentemente encontrado durante a produção é a colagem de material concentrado nos padrões de junta, também conhecido como "picking". Este termo é utilizado quando apenas uma pequena quantidade de material numa pastilha tem um problema de aderência.

Este problema ocorre geralmente nos punhos superiores e agrava-se durante o processo, à medida que mais e mais material adere ao material já presente. O picking representa assim um tipo particular de colagem em que as partículas do grão aderem às letras, logótipos e outros padrões na face da junta. De um modo geral, o material colado encontra-se ao nível dos números e letras designados por "fechados", formando "ilhas". Estes números incluem 0, 4, 6, 8 e 9. Do mesmo modo, as letras mais afectadas pela colagem são A/a, B/b, D/d, e, P/p, Q/q (125). A figura abaixo mostra uma pastilha redonda com o número "9". Para reduzir ou eliminar os problemas de recolha concentrados na ilha central do "9", é possível incorporar uma caraterística de pré-embossing no desenho da ferramenta. Esta caraterística implica que a face do punção compreende uma ilha que não é tão profunda como o resto do relevo (126).

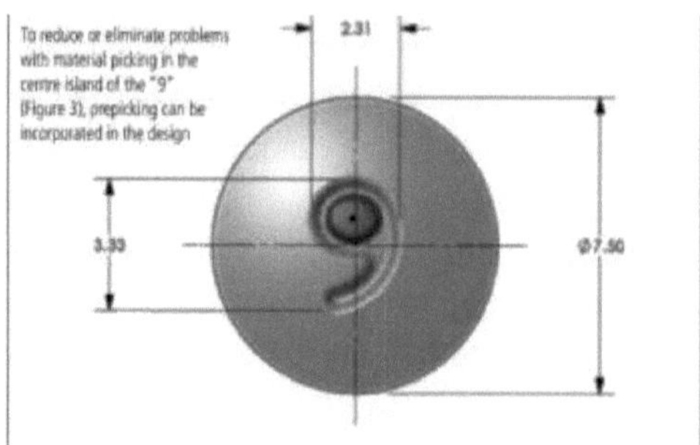

Figura 59: Representação esquemática de uma gravura do número "9" numa tábua redonda (126)

A figura abaixo mostra um exemplo de uma ilha em que a profundidade é reduzida em 50% (de 0,33 mm para 0,17 mm). Esta redução de profundidade pode variar de 10 a 100%, consoante a extensão do problema de ligação. No entanto, quando se efectua uma modificação deste tipo, é fundamental garantir que a gravação permaneça legível, especialmente se o processo incluir uma etapa de revestimento da pastilha (126).

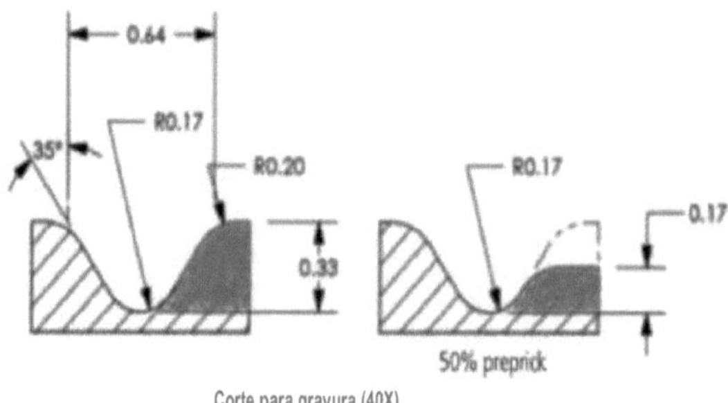

Figura 60: Esquematização de uma peripiquage numa gravura "9

(126)
1.6- A divisão
De acordo com muitos autores, o termo "clivagem" é um conceito que engloba dois possíveis defeitos que podem ocorrer durante a compressão: laminação e descolamento. A principal causa geralmente apontada é a presença de ar aprisionado e comprimido com o material. O ar, sendo facilmente compressível, tem propriedades elásticas. Assim, após a compressão, expande-se no interior da massa comprimida, provocando a separação. Uma das soluções mais comuns para este problema é a revisão do processo de pré-compressão para melhorar a remoção do ar antes da compressão (127).

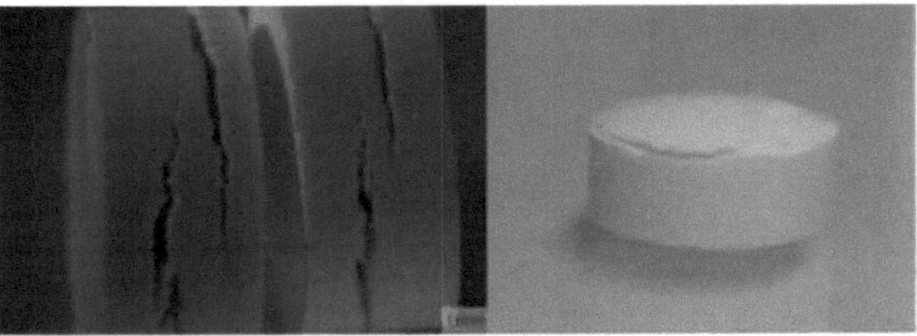

Figura 61: Compressão de Clive (128)

No entanto, muitos outros fenómenos podem contribuir para o aparecimento da clivagem. Estes fenómenos serão aqui apresentados com o objetivo de compreender os seus mecanismos e origens, de modo a melhor os identificar e resolver quando ocorrem na produção.

1.6.1- Tamponamento ou destamponamento

A tampa, também conhecida como calote, refere-se à parte superior ou inferior de um comprimido que se separa horizontalmente, parcial ou totalmente, do corpo principal do comprimido. Esta tampa é geralmente destacada quando o comprimido é ejectado da prensa de comprimidos, mas também pode ocorrer durante o manuseamento subsequente. O fenómeno de encapsulamento ou desencapsulamento é geralmente devido à presença de ar preso no interior do comprimido durante a compressão e à subsequente expansão do comprimido quando é ejectado da matriz.

O problema de descascamento pode também resultar de um teor de humidade residual demasiado baixo após a granulação húmida (grão demasiado seco). Neste caso, será necessário ajustar o teor de humidade durante a fase de humedecimento e otimizar as especificações para a fase de secagem.

Além disso, a descolagem pode ser causada pela utilização de um ligante demasiado fraco, embora isto não se aplique à produção em massa, mas sim à fase de desenvolvimento. Nesta situação, será necessário utilizar um ligante mais eficaz.

Por último, a má manutenção das ferramentas pode ser a causa do estrangulamento. Punhos e matrizes mal polidos ou desgastados favorecem este problema. Por exemplo, a presença de ganchos em forma de J, um padrão de desgaste caraterístico, na extremidade inferior do punho. De facto, à medida que a superfície se desgasta, um gancho em forma de J pode transformar-se na extremidade do punho, exacerbando, em particular, os defeitos de desencapamento (118).

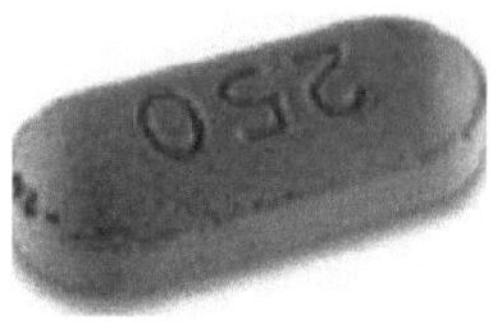

Figura 62: Exemplo de um comprimido que foi objeto de um estrangulamento (119)

1.6.2- Laminação

A laminação, também conhecida como laminação, refere-se à separação de uma película em duas ou mais camadas horizontais distintas. Ao contrário do desgargalamento, em que apenas a tampa se separa do resto do comprimido, a laminação envolve a divisão do corpo do próprio comprimido em duas ou mais camadas. Este tipo de rutura é favorecido pela baixa espessura do comprimido combinada com uma elevada pressão de compressão (129).

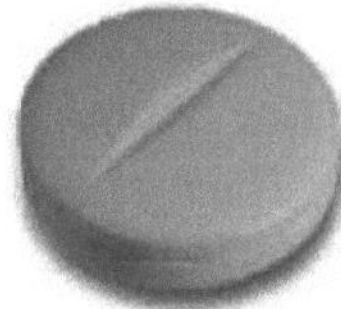

Figura 63: Exemplo de um comprimido que foi submetido ao processo de laminagem
(119)

1.6.2.1- Compreender os mecanismos de descongestionamento e de laminagem

Graças aos trabalhos de Vincent Mazel, no seu estudo intitulado "Etude de la compression pharmaceutique a l'aide d'une approche de mecanique des milieux continus" (130), vamos analisar os mecanismos físicos que estão na origem dos fenómenos de estrangulamento e de laminação. Esta abordagem mais técnica permitir-nos-á compreender em profundidade estes mecanismos, facilitando assim a identificação das causas reais destes defeitos durante a produção e abrindo caminho para a sua resolução. Os vários aspectos discutidos serão baseados no estudo de comprimidos biconvexos, sendo estes os mais frequentemente encontrados na produção farmacêutica.

1.6.2.2-Distribuição da densidade em comprimidos biconvexos

Uma comparação da distribuição da densidade entre uma pastilha plana e uma pastilha biconvexa revela uma diferença significativa. A pastilha biconvexa tem uma zona significativamente menos densa no centro, com uma distribuição global mais heterogénea.

Para compreender este fenómeno, é necessário analisar a deformação relativa. Durante a compressão, os dois punções (superior e inferior) entram em movimento e todos os pontos da superfície dos seus copos sofrem o mesmo deslocamento. No entanto, a distância entre os bordos destes copos será menor do que a distância entre os seus centros.

Uma vez que a deformação relativa é a relação entre o deslocamento e a distância inicial, será mais pronunciada nos bordos do ponto do que no centro do copo. Por conseguinte, é lógico, como mostra a Figura 64, ver uma área de elevada densidade nos bordos do compacto e uma densidade mais baixa no centro (130).

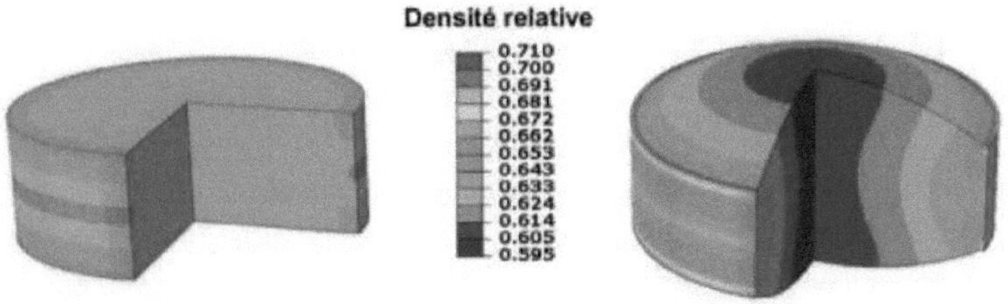

Figura 64: Comparação da distribuição entre um comprimido plano e um comprimido biconvexo (130)

Dois parâmetros cruciais devem ser analisados em profundidade quando se estuda a distribuição da densidade: a curvatura do punho e a espessura do comprimido.

1.6.1.3- Curvatura do punho

Na figura abaixo, pode ver-se que a área de menor densidade de compressão se encontra no centro do copo. Além disso, como o punção tem uma curvatura mais pronunciada, ou seja, um raio de curvatura mais pequeno, esta área torna-se menos densa (130).

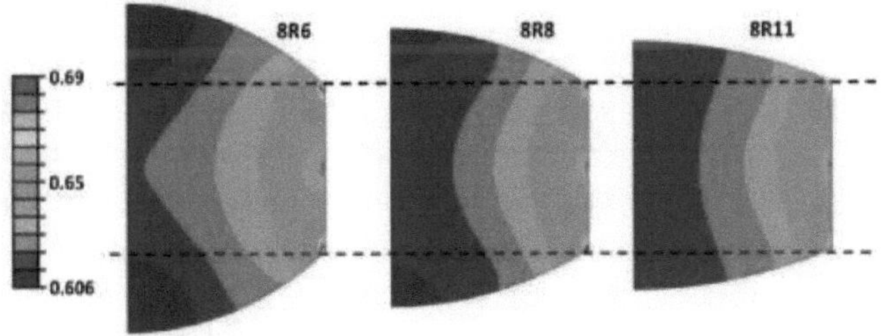

Figura 65: Distribuição da densidade em função da curvatura do punho (130)

1.6.1.4- Influência da espessura

A força exercida sobre a mistura de pós divide-se em duas componentes distintas, como ilustrado na figura 66: a pressão axial, alinhada na mesma direção que o eixo dos fistons, e a pressão radial, perpendicular à primeira.

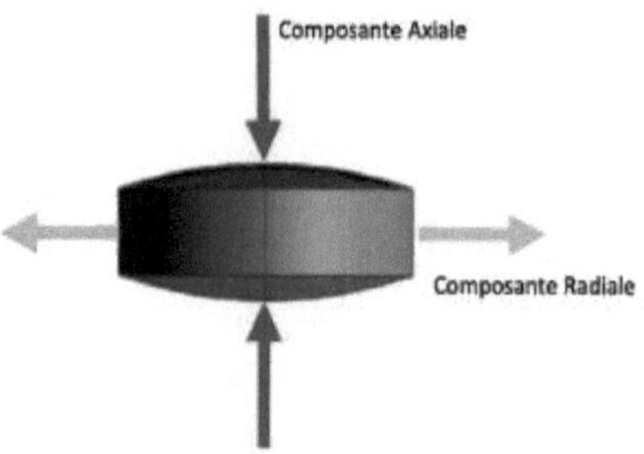

Figura 66: Repartição da pressão aplicada ao compressor (130)

Ao analisar a variação da pressão radial em função da pressão axial, foram observadas distinções significativas entre os comprimidos planos e biconvexos, tendo em conta uma variável-chave: a espessura.

As pastilhas planas apresentam uma tendência independente da espessura para ambos os componentes (pressão radial e pressão axial). Por outro lado, os comprimidos biconvexos apresentam uma variação na pressão radial em função da espessura, induzindo uma variação na densidade relativa.

A evolução da densidade relativa em função da espessura é a seguinte:

- Pastilha plana :

•   Pouca influência da espessura

•   O aumento da espessura da pastilha resultará numa ligeira diminuição global da densidade relativa (devido ao aumento da fricção na matriz em resultado da espessura).

- Comprimido biconvexo :

•   Influência significativa da espessura

•   À medida que a espessura diminui, a densidade relativa diminui no centro do compacto e aumenta no seu bordo.

Esta caraterística realça a importância do controlo da espessura durante a compressão. De facto, uma simples alteração da espessura de um comprimido biconvexo equivale essencialmente a um ajustamento das tensões de compressão que lhe são aplicadas. O controlo preciso deste parâmetro permite evitar muitos problemas de qualidade.

É importante notar que, mesmo que duas pastilhas biconvexas de espessuras diferentes sejam produzidas na mesma operação sem alterar os parâmetros de pressão da prensa, serão consideradas como objectos separados, com propriedades mecânicas diferentes (130).

1.6.1.5- Mecanismos de descongestionamento

• Recuperação elástica, pressão radial e tensão de cisalhamento

A recuperação elástica sofrida pelo comprimido após a compressão varia significativamente consoante o perfil do comprimido, seja ele plano ou biconvexo. No caso de um comprimido biconvexo, a natureza específica da recuperação elástica é de particular importância, contribuindo para uma melhor compreensão do fenómeno de estrangulamento.

Uma vez comprimida a mistura de pós, com o punho superior a atingir a sua profundidade máxima, é pertinente comparar a fase de separação entre o punho e a pastilha moldada. Surge então uma distinção clara entre um comprimido plano e um comprimido biconvexo:

• No primeiro caso, o contacto entre o punho e o compressor é quebrado quase simultaneamente em toda a superfície de contacto, no momento em que a pressão axial atinge zero.

• Nos punhos biconvexos, a perda de contacto ocorre progressivamente entre o punho e a compressa. Começa no bordo e depois estende-se gradualmente a toda a superfície(130).

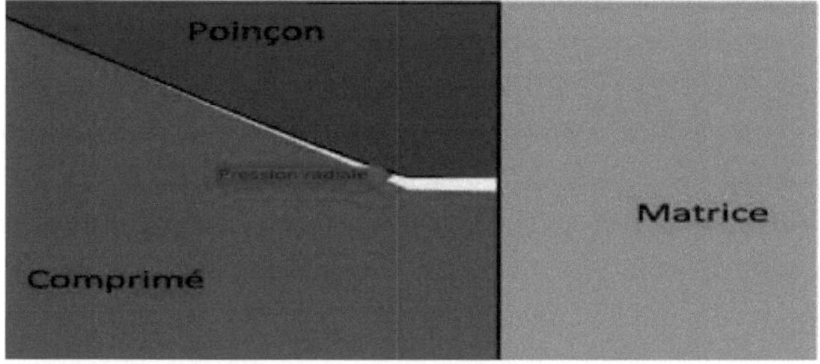

Figura 67: Ilustração da zona de perda de contacto entre o punho e a pastilha biconvexa (130)

A progressão gradual desta perda de contacto não é isenta de consequências para a evolução da pressão radial. De facto, observa-se um aumento transitório desta componente no interior do compressor, imediatamente antes de a pressão axial atingir o valor zero.

Este fenómeno explica-se pelo facto de a parte correspondente ao bordo da pastilha ficar sempre tensionada lateralmente pela matriz, enquanto a tampa da pastilha fica livre de tensões. O resultado é uma sobreposição elástica, tanto axial como radial. A singularidade desta sobreposição leva ao desenvolvimento de uma tensão de cisalhamento (cuja evolução é mostrada na figura abaixo) na fronteira entre a tampa e o "pavimento" do comprimido (a parte plana entre a tampa e a borda). É importante salientar que é precisamente neste ponto que ocorre a rutura, correspondendo ao fenómeno de debottlenecking das pastilhas biconvexas (130).

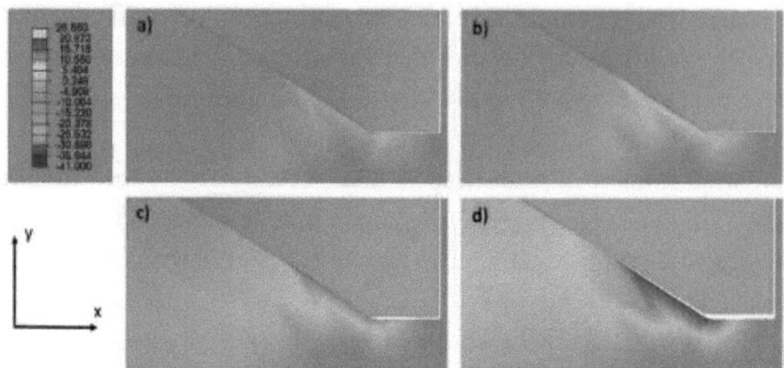

Figura 68: Evolução da tensão de corte no final da descompressão (130)

O fenómeno particular do revestimento elástico do comprimido biconvexo, que dá origem a uma tensão de cisalhamento no bordo da tampa, parece ser responsável pela sua propensão para se desprender. Consequentemente, no ambiente de produção, é imperativo ter em consideração o facto de que a utilização de um punho com um pequeno raio de curvatura (uma grande concavidade) irá acentuar a tensão de cisalhamento, aumentando assim o risco de estrangulamento.

1.6.1.6- Influência da fase de ejeção no fenómeno de descongestionamento

De acordo com a explicação anterior, seria de esperar que o fenómeno de estrangulamento ocorresse sistematicamente em ambos os lados do comprimido. No entanto, são frequentemente encontrados problemas de estrangulamento assimétrico, em que apenas a tampa superior, a primeira a ser ejectada da matriz, se separa do corpo do comprimido.

Uma explicação para esta assimetria poderia residir na influência da fase de ejeção, que é fundamentalmente assimétrica. Enquanto a força exercida pelo punho inferior for inferior à força de ejeção, a parte central da pastilha não se move. O movimento do punho inferior provoca, portanto, a deformação da mola de compressão.

Um estudo da evolução da tensão de cisalhamento no comprimido mostrou que, quando o punho inferior se eleva, provocando a deformação do comprimido, esta tensão de cisalhamento aumenta na face superior e diminui na face inferior. Consequentemente, existe um risco acrescido de descolamento na face superior no início da fase de ejeção. Este fenómeno explica o aparecimento de compactos com apenas um estrangulamento da face superior (130).

O papel da força de ejeção no fenómeno de estrangulamento pode ser resumido da seguinte forma:

• Quanto maior for a força necessária para ejetar a pastilha, maior será a deformação a que esta é sujeita, aumentando assim o risco de estrangulamento da superfície superior.

• Qualquer parâmetro que aumente a força de ejeção aumenta o risco de desprendimento do comprimido produzido.

Se houver um problema de estrangulamento na produção, é imperativo monitorizar e ajustar todos estes parâmetros numa tentativa de remediar este defeito de qualidade (130).

1.6.2.1- Mecanismo de rolamento

Neste contexto, o mecanismo na origem da rutura da compressão implica uma tensão diferente da de cisalhamento. De facto, é uma tensão de tração que induz a separação horizontal da compressão.

Esta tensão de tração evolui em função da espessura do compacto. Como mostra a Figura 69, a pressão constante, o início precoce da laminação é proporcional à redução da espessura do compacto.

comprimido. Esta é mais uma razão para que uma espessura baixa favoreça o aparecimento de zonas de baixa densidade no centro do compacto.

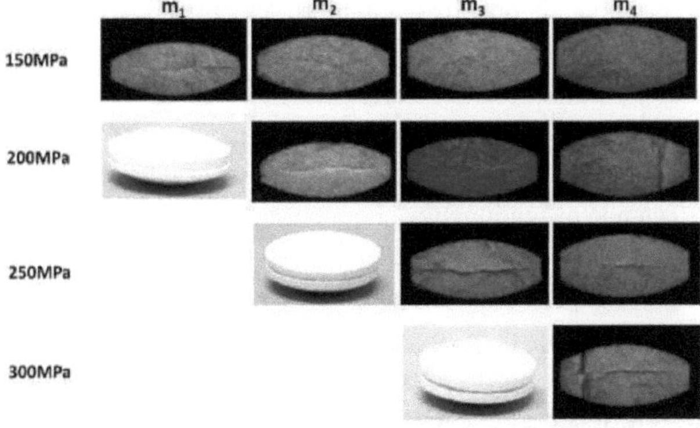

Figura 69: Impacto da espessura no fenómeno de laminagem (130)

Estas diferentes imagens ilustram que o início da fratura por compressão ocorre no seu centro. Dependendo dos parâmetros de compressão, a fenda pode então propagar-se para o bordo, expondo o fenómeno de laminação. Este tipo de fratura é favorecido por uma espessura de compressão baixa e uma pressão de compressão elevada. Vários ensaios mostraram que a fratura de compressas mais espessas aumenta à medida que a pressão de compressão principal aumenta.

Por outro lado, é previsível que o aumento da curvatura do compacto favoreça o aparecimento de fissuras. Assim, a laminagem e o estrangulamento partilham parâmetros semelhantes que favorecem a sua ocorrência. Estes dois mecanismos estão, portanto, em concorrência, e é possível observar os dois fenómenos simultaneamente nos compactos (130).

2- Otimização do processo de compressão
2.1- Otimização do desempenho das prensas de comprimidos

Na produção de comprimidos, independentemente do tamanho do lote, um objetivo claro e consistente é maximizar a produção de comprimidos em conformidade, minimizando as inevitáveis perdas de produto. Para aumentar o rendimento, os fabricantes de prensas de comprimidos ajustam vários parâmetros, tais como o número de estações, a velocidade da torre, a posição de alimentação, as dimensões do came de enchimento, as ferramentas, a posição da lâmina e os parâmetros de rejeição. Esta secção analisará a forma de otimizar o desempenho de uma prensa de comprimidos (131).

2.1.1- Aumento da velocidade da torre

Quando é possível aumentar a velocidade da prensa mantendo níveis aceitáveis de produção, este é um primeiro passo para otimizar a eficiência da prensa. No entanto, no mundo real da produção de comprimidos farmacêuticos, a maioria dos comprimidos não é feita em velocidades máximas de prensa, pois é impossível produzir comprimidos de qualidade em altas velocidades. De facto, velocidades de prensagem mais elevadas correm o risco de induzir uma grande variabilidade no peso do comprimido devido ao tempo reduzido de enchimento da matriz, bem como uma menor dureza do comprimido devido a um tempo de compressão mais curto durante o qual a força é aplicada. Os compactos não conformes são rejeitados, afectando os rendimentos. Por conseguinte, é imperativo encontrar um compromisso entre a velocidade e o rendimento (132).

2.1.2- Instalação de torres intermutáveis

Uma segunda estratégia para aumentar significativamente o desempenho da produção é utilizar várias torres para maximizar a produção para cada tamanho de comprimido. A torreta é a parte móvel central da prensa de comprimidos, na qual os punções são inseridos.

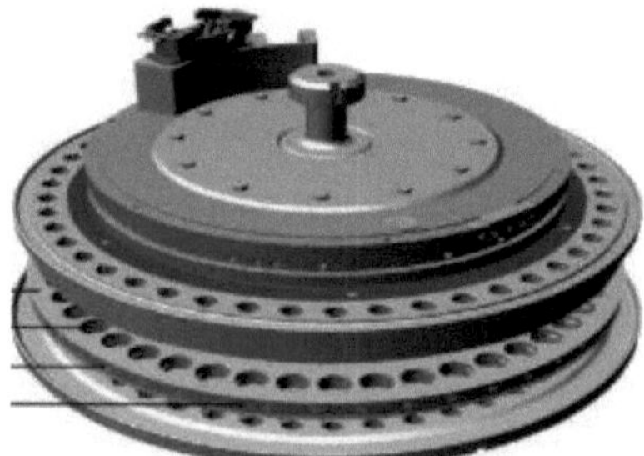

Figura 70: Esquema de uma torre de prensagem de comprimidos (35)

A maioria das máquinas de produção modernas oferece uma gama de torres intermutáveis. Ajustando o tamanho da pastilha à seleção da torre, é possível maximizar a produção em toda a gama de produtos sem necessidade de aumentar a gama de velocidades validadas. Para além disso, a utilização de várias torretas permite a preparação, limpeza e utilização de ferramentas fora de linha, facilitando a mudança rápida. Esta abordagem pode ter um impacto significativo na eficiência, reduzindo significativamente o tempo de inatividade global (132).

2.1.3- Tempos de limpeza reduzidos

O ponto anterior destaca a terceira opção, que consiste em reduzir os tempos de limpeza. Para isso, a adoção de um procedimento de mudança padrão, acompanhado de um carrinho especialmente concebido para alojar as peças, pode garantir um método simplificado e consistente para montar e desmontar as peças numa ordem precisa, posicionando-as de forma reprodutível. Para minimizar os tempos totais de troca, algumas empresas optam por utilizar um segundo conjunto de peças, limpas fora de linha e prontas para serem utilizadas assim que o lote anterior tiver sido concluído.

Tal como sugerido anteriormente, a integração de uma torre adicional oferece a oportunidade de limpar, preparar e maquinar torres fora de linha, facilitando uma mudança rápida. Combinando esta estratégia de torre adicional com um segundo conjunto de peças e um procedimento de mudança simplificado, é possível reduzir o tempo total de mudança até 50% (133).

2.1.4- Estratégia de automatização

A quarta opção baseia-se em estratégias de automatização ou na transição para um funcionamento semi-supervisionado, em que um único operador pode monitorizar e operar várias prensas de comprimidos em simultâneo. Esta abordagem parece cada vez mais viável, dados os recentes avanços nas prensas de comprimidos modernas.

Quando se trata de alimentar a prensa com pó, o operador posiciona um recipiente sobre a prensa no início da produção, e o equipamento é então alimentado automaticamente sem qualquer intervenção do operador necessária ao longo do lote. Esta automatização é comum na maioria das prensas de comprimidos modernas.

As tremonhas de enchimento na saída da máquina devem ser mudadas periodicamente pelo operador para permitir que a prensa funcione continuamente. No entanto, a maioria das unidades modernas que combinam a extração de poeiras e o controlo de metais oferecem uma altura de elevação e um inversor de pastilhas que se encarrega da alimentação automática de acordo com um número predefinido de pastilhas. Dependendo do tamanho do contentor, estes sistemas podem eliminar a necessidade de o operador manusear as tremonhas de recolha durante um longo período de tempo, parando simplesmente a prensa quando o último contentor tiver sido enchido, se o operador não regressar a tempo.

A integração de um testador de comprimidos em linha também permite que as prensas de comprimidos sejam semi-automatizadas. Este mede o peso, a espessura e a dureza das compressas individuais em intervalos predefinidos e fornece feedback em circuito fechado ao sistema de controlo da força da prensa para manter o processo centrado no objetivo do peso comprimido. As principais limitações destes sistemas são o investimento de capital necessário e a capacidade dos testadores automatizados para alinhar corretamente cada forma e tamanho de comprimido de uma forma reproduzível para uma medição consistente da dureza. Em geral, um sistema de compressão de comprimidos capaz de gerir a recolha de comprimidos e a amostragem periódica com feedback em circuito fechado abre a porta à operação semi-assistida, em que um único operador pode supervisionar e monitorizar o funcionamento de várias prensas de comprimidos em simultâneo (133).

2.2- Soluções actuais para os defeitos de fabrico

2.2.1- A divisão

Os dados recolhidos, após uma abordagem multivariada da clivagem (debottlenecking), evidenciaram o impacto das propriedades reológicas do pó (perda de carga na mistura de pós, coesão e permeabilidade ao ar) e das propriedades mecânicas (porosidade, pressão interna do ar no compacto, etc.) na ocorrência deste fenómeno. O facto de as causas serem tão diversas implica que as soluções podem variar em função da causa. Para remediar a presença de ar no interior dos pós de baixa densidade, é possível aumentar a densidade do pó por granulação húmida ou por compactação. Outra solução consiste em reduzir a velocidade da prensa para permitir uma melhor evacuação do ar retido na matriz (134).

As diferentes soluções conhecidas para atenuar este problema de clivagem (decalotagem), em função das causas possíveis, são as seguintes

Quadro 7: Possíveis causas de clivagem e soluções (74)

Causas possíveis	Soluções possíveis
Demasiadas partículas finas no grânulo	Verificação prévia do perfil granulométrico
Grânulos frágeis e porosos	Verificação do perfil de dimensão das partículas Verificação do agente aglutinante Verificação do processo
A humidade dos granulados é demasiado baixa	Verificar o processo de secagem e a humidade residual Adicionar substâncias higroscópicas
Baixa proporção de aglutinante ou fraca solubilidade das matérias-primas no aglutinante	Aumentar a quantidade de aglutinante Controlo da solubilidade
Lubrificante insuficiente ou inadequado	Aumentar a quantidade de lubrificante Mudar o lubrificante
Punções de má qualidade	Polimento de ponteiros Mudança de materiais

	Mudança de fornecedor
Geometria dos pinos inadequados	Verificar o design do tablet
Ajuste incorreto da deslocação do punção inferior durante a rejeição	Ajustar a configuração dos parâmetros da máquina
Punções mal lubrificados ou matrizes mal polidas	Exame do estado dos punções e matrizes

As diferentes soluções conhecidas para atenuar o problema das fissuras, em função das causas possíveis, são as seguintes

Quadro 8: Possíveis causas de fissuras e soluções (74)

Causas possíveis	Soluções possíveis
Baixa proporção de finos no grânulo	Verificar o perfil granulométrico Adicionar finos
Grânulos excessivamente secos	Aumento do teor de humidade do agregado Adicionar um aglutinante ou reduzir o tempo de secagem
Desenhos de ferramentas com elevada concavidade (Guns)	Verificação do desenho da pastilha Utilizando raspadores especiais

2.2.3- Pontos negros

As diferentes soluções conhecidas para atenuar o problema das fissuras, em função das causas possíveis, são as seguintes

Quadro 9: Possíveis causas de fissuras e soluções (74)

Causas possíveis	Soluções possíveis
Ferramentas desgastadas (abrasão, polimento excessivo)	Inspeção e renovação de ferramentas
Vedação da guia do punho danificada	Nova substituição
Lâmina raspadora (desgaste, ajuste incorreto)	Substituição, regulação
Lubrificação excessiva	Pressão do óleo, copo de recuperação
Condições ambientais degradadas	Limpeza, controlo da renovação do ar

As diferentes soluções conhecidas para atenuar este problema de convulsões, em função das causas possíveis, são as seguintes

Quadro 10: Possíveis causas de convulsões e soluções (74)

Causas possíveis	Soluções possíveis
Grânulos excessivamente húmidos	Otimização do processo de secagem
Grânulo incorretamente lubrificado	Mudar o lubrificante
Granulado demasiado grosseiro	Reduzir o tamanho do agregado através da adição de finos
Grânulos excessivamente abrasivos	Controlo do estado das matrizes e dos punções Dicas de polimento Soluções de revestimento de superfícies para punções e matrizes
Defeitos nas matrizes	Verificar o estado Matrizes de polimento Examinar outros materiais ou soluções de revestimento de superfícies para matrizes
Elevada força de compressão	Redução da força

2.2.5- Ligação

Um estudo recente efectuado por Chattoraj S et al, destacou as diferentes técnicas para resolver o problema da colagem, que são a lubrificação interna e externa.

A lubrificação interna no fabrico de comprimidos é deficiente, afectando negativamente as propriedades do produto final, como a resistência mecânica e os tempos de dissolução. Estes efeitos adversos estão relacionados com o mecanismo, quantidade e incorporação do lubrificante, exemplificado pelo MgSt. No entanto, surgem problemas com a sub-lubrificação, comprometendo as propriedades lubrificantes e causando dificuldades de compressão. A sobre-lubrificação melhora as propriedades lubrificantes mas afecta a qualidade do produto final. Encontrar o equilíbrio ideal entre quantidade, intensidade e tempo de mistura continua a ser um desafio, tornando a lubrificação interna complexa. A lubrificação externa está a surgir como uma alternativa, com o objetivo de fornecer a quantidade necessária apenas na interface entre as partículas e as paredes da ferramenta, reduzindo a fricção sem comprometer a coesão interna.

Os resultados promissores levaram então ao desenvolvimento de vários sistemas de lubrificação externa, atualmente oferecidos por várias empresas, tais como os sistemas PKB-1, 2 e 3 da Fette. O princípio por detrás de todos estes sistemas continua a ser o mesmo, consistindo na suspensão de uma substância lubrificante, normalmente pó de MgSt, em ar comprimido, sendo depois esta substância continuamente pulverizada sobre as superfícies da ferramenta através de um bocal dedicado. As vantagens da lubrificação externa são muitas, incluindo a redução da aderência durante a compressão, a melhoria da resistência mecânica dos compactos e a redução dos seus tempos de dissolução e desintegração. No entanto, apesar destas vantagens, a lubrificação externa tem os seus inconvenientes, tais como o custo elevado, a complexidade de implementação, os requisitos regulamentares e a falta de dados científicos aprofundados. O desempenho da lubrificação externa em termos de redução da força de ejeção é também criticado por alguns, e a falta de estudos aprofundados sobre esta técnica é um obstáculo ao seu desenvolvimento. Apesar destes desafios, a lubrificação externa continua a ser uma perspetiva interessante para melhorar os processos de compressão no fabrico de comprimidos farmacêuticos.

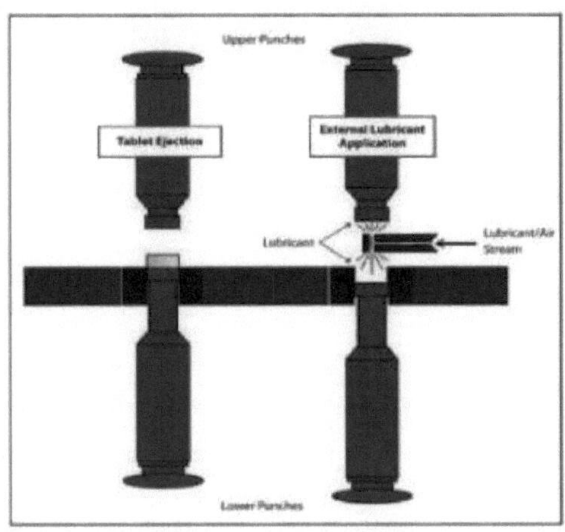

Figura 71: Diagrama de um sistema de lubrificação externa (135)

Mais especificamente, para as diferentes variáveis de aderência acima mencionadas, um estudo recente provou que a aderência é um fenómeno multifatorial, com origem nos API, bem como nos parâmetros de formulação que envolvem ingredientes activos e excipientes e, consequentemente, as soluções possíveis são de diversas origens na ausência de uma solução radical (120).

Quadro 11: Possíveis causas de colagem e soluções (74)

Causas possíveis	Soluções possíveis
Grânulos excessivamente húmidos	Otimização do processo de secagem
Grânulo incorretamente lubrificado	Mudar o lubrificante
Excesso de aglutinante	Reduzir a quantidade de aglutinante Utilizar outro aglutinante com uma viscosidade menos
Material higroscópico	Verificar a fórmula Verificar as condições de fabrico e de armazenamento Adicionar um agente absorvente
Excesso de concavidade dos punhos	Verificação do desenho do punho
Força de compressão reduzida	Aumentar a pressão de compressão Reduzir a velocidade da máquina

No que diz respeito à recolha, os resultados da literatura mostraram que, modificando os ângulos de corte nas letras e números em relevo nas ferramentas de compressão, e optimizando as variáveis do processo de formulação, pode ser identificada uma região robusta e reprodutível do processo para produzir comprimidos de qualidade aceitável, evitando concentrações crescentes de estearato de magnésio na formulação (136).

Quadro 12: Possíveis causas da recolha e soluções (74)

Causas possíveis	Soluções possíveis
Grânulos excessivamente húmidos	Otimização do processo de secagem
Grânulo incorretamente lubrificado	Mudar o lubrificante
Baixo ponto de fusão das matérias-primas	Utilização de matérias-primas que aumentam o ponto de fusão Utilizar lubrificantes com um ponto de fusão elevado
Elevada proporção de ligante ou ligante excessivamente viscoso	Verificar a fórmula Controlo das condições de fabrico e de armazenamento Adicionar um absorvente
Pellets demasiado quentes para a compressão	Arrefecimento dos pellets e da máquina de compressão
Defeitos na cabeça dos fistões	Verificar o estado Polimento do punho Soluções de revestimento de superfícies para fistons
Mau estado da gravação nos nós dos dedos	Evitar gravuras ou torná-las tão grandes quanto possível
Força de compressão reduzida	Aumentar a força de compressão

2.3- Implementação de uma nova estratégia de controlo

A compressão farmacêutica é a fase de fabrico mais sujeita ao IPC, pelo que alguns controlos são efectuados no início e no fim do lote, outros após cada mudança de equipa, mas também durante o fabrico com uma frequência elevada que difere de uma indústria para outra (geralmente a cada 15 a 30 minutos). Estes controlos dizem geralmente respeito à medição da espessura, da massa média e da dureza.

A fim de aumentar o rendimento, reduzir os custos de mão de obra e permitir que o operador se concentre mais na aparência dos comprimidos produzidos, por outras palavras, um operador poderia controlar duas prensas de comprimidos, tal como acima referido, reduzindo simultaneamente o número de comprimidos destruídos durante os vários testes para melhorar o rendimento, a redução da frequência destes testes parece ser uma solução possível.

Um estudo (137) demonstrou que o estado ou a frequência do controlo durante a compressão é independente da qualidade do produto. A definição geral de estado de controlo na norma ICH Q10 é entendida como tendo a implicação prática de que, quando um processo se encontra num estado de controlo, os resultados passados são preditivos de resultados futuros e que estes resultados se enquadram numa distribuição estatística bem definida, frequentemente, mas não necessariamente, numa distribuição normal. Embora os processos em estado de controlo produzam frequentemente uma elevada percentagem de produtos dentro dos limites especificados, nem sempre é esse o caso, uma vez que o estado de controlo é independente da garantia de qualidade do produto. Por outras palavras, um processo em estado de controlo produzirá sempre um produto que se enquadra numa distribuição estatística bem definida, embora as caudas desta distribuição possam eventualmente cair fora dos limites de qualidade aceitáveis, em detrimento da garantia de qualidade do produto.

probabilidade de um processo atingir os limites especificados é convenientemente descrita pelo índice de capacidade do processo (Cpk). Em geral, os cientistas procuram frequentemente um Cpk > 1,33, que prevê uma taxa de defeitos inferior a 64 ppm devido à variabilidade das causas comuns. Os processos contínuos são geralmente ricos em dados e, como resultado, deve-se ter cuidado para evitar a interpretação excessiva de pontos de dados individuais, pois é provável que sejam observados valores acima dos limites médios de lote especificados, mesmo para processos capazes sob um estado controlado, Este é o caso do teste de dureza, uma vez que o objetivo não é obter um valor-alvo, mas sim um intervalo, e a distribuição dos pontos não é homogénea, acrescentando a isto os vários procedimentos de regulação específicos para as prensas de comprimidos, que permitem detetar quaisquer comprimidos produzidos fora das especificações exigidas e evitar qualquer possível desvio (77).

O que é um processo sólido?

O objetivo de um estudo de capacidade é verificar se um processo é capaz de gerar um desempenho em conformidade com a qualidade esperada. No contexto de um estudo de capacidade para um determinado processo, o intervalo de tolerância é comparado com a dispersão, ou seja, a concordância entre o desempenho exigido e o desempenho efetivamente obtido.

O intervalo de tolerância é definido como a distância entre as tolerâncias superior e inferior. Se os valores obtidos nas amostras excederem estas tolerâncias, as amostras são consideradas não conformes. Este intervalo teórico, dentro do qual o parâmetro deve evoluir, é geralmente determinado pelo departamento de desenvolvimento durante as fases de desenvolvimento galénico e de estudo de viabilidade. A título de exemplo, o intervalo de tolerância corresponde às normas especificadas no pedido de autorização de introdução no mercado (AIM).

A dispersão do processo é determinada através do cálculo do desvio padrão do parâmetro em estudo. Idealmente, a distribuição deste parâmetro segue uma distribuição gaussiana centrada no valor médio, e o desvio padrão é corretamente controlado. A dispersão a "seis desvios-padrão" (60) engloba o intervalo que contém 99,73% dos valores do parâmetro em estudo. Por outras palavras, a probabilidade de encontrar um valor entre mais ou menos três desvios-padrão é de 0,9973, ou seja, 99,73% (138).

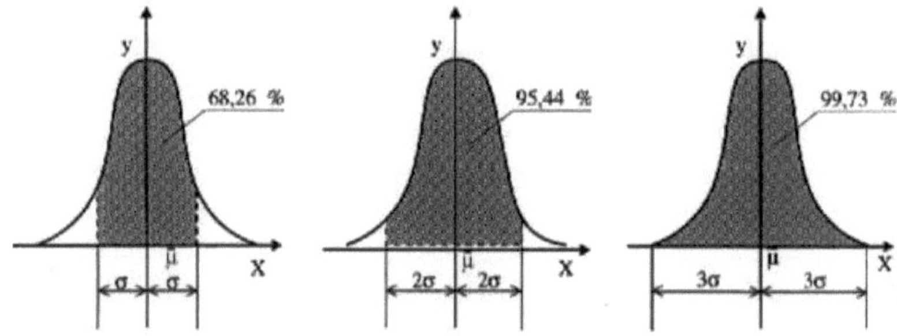

Figura 72: Dispersão a seis desvios-padrão (139)

Ao reduzir a dispersão do parâmetro, o desvio padrão é reduzido proporcionalmente, o que significa que o risco de exceder as tolerâncias é reduzido. Por outras palavras, uma redução do desvio-padrão é sinónimo de conformidade da produção.

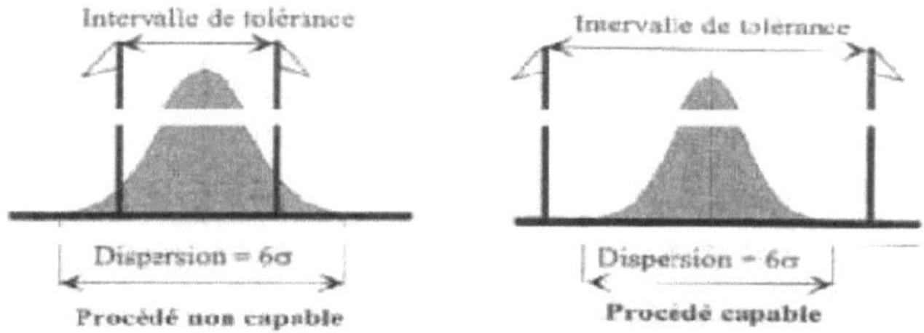

Figura 73: Capacidade de dois processos no que respeita ao intervalo de
tolerância e à dispersão (139)

A representação gráfica destaca a distinção entre um processo não-capaz e um processo capaz:

•	No primeiro caso, o processo tem uma dispersão que excede as tolerâncias, resultando numa certa percentagem de produção não conforme.

•	Por outro lado, o segundo processo caracteriza-se por uma dispersão que se mantém dentro do intervalo de tolerância, garantindo assim a total conformidade da produção.

Com base no intervalo de tolerância e na dispersão, são estudados dois tipos de capacidade:

•	Capacidade "potencial

•	Capacidade "real

- Capacidade potencial :

A capacidade potencial (Cp) compara o intervalo de tolerância (IT) das especificações com a dispersão do processo. A fórmula para calcular esta capacidade é a seguinte (140):

$$Cp = \frac{Intervalle\ de\ tolérance}{Dispersion} = \frac{IT}{6\sigma}$$

A interpretação dos estudos de capacidade é resumida no quadro seguinte:

Quadro 13: Interpretação dos diferentes valores de capacidade (139)

TI	Cp<0,67	0,67<Cp< 1,00	1,00<Cp<1,33	1,33< Cp<1,67	1,67< Cp< 2,00	Cp>2,00
6a	Muito mau	Errado	Muito médio	Média	Bom	Três bom

Um processo é considerado adequado ou "capaz" quando a sua dispersão se mantém abaixo de 75% do intervalo de tolerância, o que se reflecte num índice Cp superior a 1,33.

- Capacidade real:

O objetivo da capacidade real é avaliar até que ponto o processo está alinhado com o valor-alvo esperado. O cálculo da capacidade potencial não é suficiente para caraterizar o desempenho de um processo. O estudo da capacidade potencial não reflecte a tendência central do processo, uma vez que dois processos com dispersão idêntica podem ocupar posições diferentes dentro do intervalo de tolerância (141).

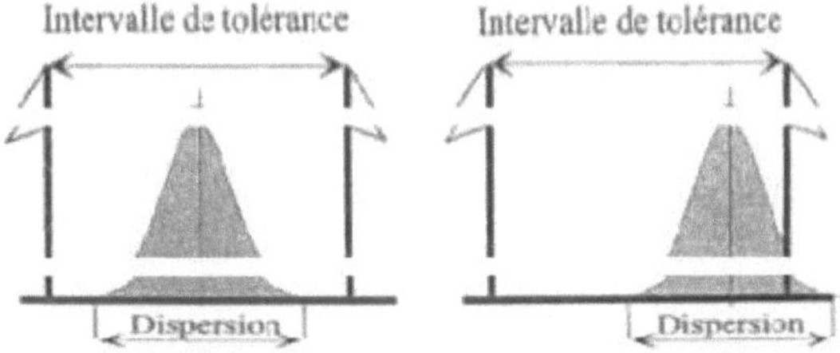

Figura 74: Capacidade de dois processos em relação à sua centralização (139)

O primeiro processo é centrado, enquanto o segundo é descentrado, mas as suas capacidades potenciais são comparáveis devido às suas dispersões idênticas. Nestas duas situações, o risco de produzir resultados fora da norma, ou seja, fora dos limites de tolerância, é diferente. É por isso que é essencial introduzir um outro indicador, a capacidade real, Cpk, que tem em conta a centralização do processo.

$$Cpk = \frac{Distance\ (moyenne-limite\ la\ plus\ proche)}{\frac{1}{2}\ de\ la\ Dispersion}$$

C k = *Distância (média - limite mais próximo') - da dispersão*

Quando os indicadores Cp e Cpk são idênticos, o processo está perfeitamente centrado no valor-alvo (141).

Consequentemente, foi possível realizar uma análise de risco para determinar se esta teoria poderia ser aplicada às prensas de comprimidos, reduzindo assim o número de IPC durante a compressão e optimizando a produção através da redução do número de comprimidos destruídos sem afetar a qualidade final do comprimido. Foi realizada uma abordagem semelhante nas linhas de distribuição e embalagem (142), utilizando a abordagem FMECA, mostrando que era possível efetuar verificações com uma frequência mais baixa sem risco de afetar a qualidade dos blisters produzidos. Esta abordagem poderia ser aplicada a uma linha de compressão utilizando a mesma abordagem em diferentes indústrias farmacêuticas.

3- Inteligência artificial e produção farmacêutica

3.1- Otimizar um processo com IA

A transição para a produção digital oferece o potencial para melhorias significativas na produtividade e na robustez dos processos e equipamentos, para além da previsão e planeamento de actividades. Baseia-se na integração de sensores e objectos conectados que recolhem dados em tempo real de operações em curso e de lotes anteriores. Estes dados são depois centralizados em sistemas dedicados para recolha e análise em tempo real. Esta abordagem permite uma análise aprofundada, previsões realistas e um controlo mais eficaz dos processos. A rápida evolução das ferramentas tecnológicas contribui para esta transformação, com o aparecimento de processadores ultra-rápidos, soluções de armazenamento de dados acessíveis e práticas e algoritmos sofisticados de análise e controlo. Estas inovações proporcionam às organizações uma visão em tempo real das suas operações, dando-lhes a flexibilidade necessária para se adaptarem a qualquer desvio potencial dos seus processos (143).

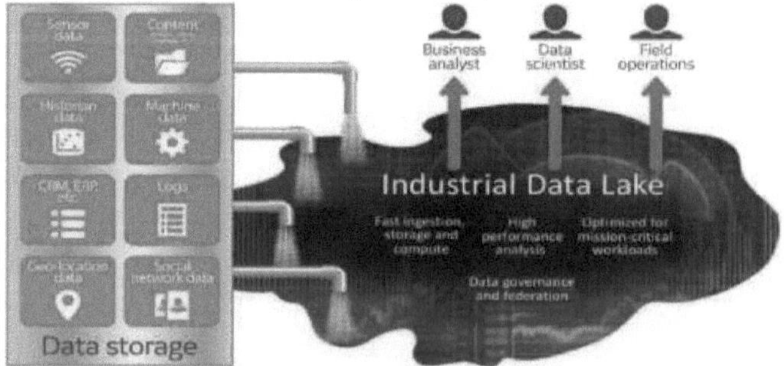

Figura 75: Diagrama que ilustra o conceito de lago de dados industriais (143)

Os dados serão provenientes de uma multiplicidade de fontes, como sensores, dados históricos, informações de máquinas, pacotes de software, etc. Estes dados serão reunidos num "lago de dados industriais", que exigirá uma grande capacidade de armazenamento, de análise e de cálculo. Deste lago de dados podem ser extraídos vários tipos de informação, nomeadamente para os gestores, que poderão monitorizar as taxas de produção, identificar estrangulamentos e acompanhar os tempos de inatividade, entre outros.

Um exemplo de uma solução deste tipo é a plataforma Predix da Cytiva Digital (144). Esta plataforma recolhe continuamente informações através de sensores, armazena-as na nuvem e analisa-as para fornecer uma plataforma de controlo e de melhoria dos processos aos fabricantes de medicamentos. O objetivo é reduzir significativamente os stocks e os custos de manutenção, aliviar os sistemas informáticos de tarefas acessórias e concentrar-se nas actividades principais, cumprindo simultaneamente a legislação em matéria de armazenamento de dados. A Reckitt Benckiser e a Lek Pharmaceuticals já adoptaram esta solução para controlar e otimizar os seus processos.

A inteligência artificial (IA) permitirá também a automatização rigorosa de certas tarefas de produção repetitivas, garantindo uma qualidade contínua ao limitar os vieses associados à intervenção humana. A IA orientará a mão de obra humana para actividades mais complexas e de maior valor acrescentado (145).

Se pensarmos numa automatização quase total da produção, uma máquina será capaz de analisar uma ordem de compra digital, planear a produção, encomendar os materiais necessários, controlar e gerir o fabrico, a embalagem, o armazenamento e, finalmente, a expedição do produto para o cliente. As vantagens desta abordagem são múltiplas: uma utilização mais eficaz dos materiais e das matérias-primas, uma produção mais rápida e mais eficiente e o respeito constante dos atributos críticos de qualidade, que devem situar-se dentro de uma gama de valores para garantir a qualidade do produto final.

A análise detalhada das etapas de produção, possibilitada por sensores, permitirá otimizar vários processos, como a compressão, a granulação ou a síntese química. Isto implica a eliminação de operações específicas desnecessárias ou a sua combinação através de algoritmos de aprendizagem profunda integrados em equipamentos capazes de realizar diferentes tarefas em simultâneo (multitarefas). Além disso, a análise dos atributos de fabrico e das características do produto de cada lote permitirá selecionar a receita de fabrico que oferece a dosagem final que melhor cumpre as especificações.

Em conclusão, a inteligência artificial (IA) oferece um avanço significativo na otimização dos muitos parâmetros críticos do processo de compressão. Através da análise de dados em tempo real e da utilização de algoritmos complexos, a IA permite uma adaptação dinâmica da compressão, garantindo uma produção mais exacta, eficiente e conforme. A integração da IA na compressão farmacêutica ajuda assim a aumentar a qualidade dos comprimidos, optimizando simultaneamente os recursos e aumentando a fiabilidade do processo (146).

3.2- Controlo em tempo real dos parâmetros de produção

O controlo dos parâmetros críticos de produção está intimamente ligado à otimização dos processos de produção, incorporando tecnologias como a utilização de sensores para monitorizar as variáveis em tempo real. Esta abordagem permite detetar rapidamente qualquer desvio em relação às especificações exigidas, oferecendo a possibilidade de retificar a situação antes de serem ultrapassados os limiares acima dos quais o lote não pode ser libertado. Indústrias como a Novartis (147) têm vindo a experimentar estes avanços tecnológicos em vários locais, melhorando assim a qualidade da produção farmacêutica. O controlo destes parâmetros estende-se igualmente a aspectos essenciais como a qualidade da água, muito utilizada na produção e na limpeza dos equipamentos. A aplicação de tecnologias de reconhecimento visual, como os sistemas SCADA (Supervisory Control And Data Acquisition), melhora a manutenção preditiva em tempo real, minimizando o tempo de inatividade através da deteção instantânea de peças defeituosas ou desgastadas, ou de falhas pontuais ou recorrentes nos produtos fabricados. A deteção seria instantânea, permitindo reduzir o tempo de inatividade e otimizar os rendimentos na produção farmacêutica. Isto resultaria numa redução significativa dos custos de manutenção e de produção.

Uma análise efectuada pela Siemens estima que a digitalização das linhas de produção pode reduzir os tempos de paragem até 30% (148).

3.3- Gestão do risco

A gestão do risco é uma etapa essencial dos sistemas de gestão da qualidade, com o objetivo de garantir a segurança dos doentes. A ICH Q9 (149), relativa à gestão do risco, incorpora várias fases neste processo, incluindo a identificação, análise, avaliação, controlo (por aceitação ou redução do risco) e, finalmente, a reavaliação periódica destes riscos.

A identificação de riscos baseia-se em bases de dados extensas criadas e mantidas a partir de parâmetros de processos, configurações de máquinas e dados históricos sobre situações anteriores. Uma ferramenta de IA para a gestão integrada dos riscos pode, assim, elaborar um mapa completo dos riscos específicos da empresa, analisá-los e sugerir medidas correctivas e preventivas para os evitar. Graças à IA, são elaboradas árvores de decisão específicas para cada situação de risco, recomendando a solução que oferece a maior probabilidade de atingir um nível de risco "zero", apresentada sob a forma de painéis de controlo. Este modelo é atualizado regularmente com base nas normas em vigor, nos procedimentos internos e noutros documentos completos e válidos.

A análise de risco é frequentemente efectuada manualmente, implicando a gestão de um grande volume de informação. Pode ser difícil estabelecer ligações entre situações que, à primeira vista, não parecem estar relacionadas. A inteligência artificial elimina este preconceito humano, ultrapassando as limitações humanas para melhor identificar e antecipar os riscos. A análise de riscos é frequentemente um processo moroso, que exige a participação de um grande número de pessoas. A utilização de software de IA neste domínio ajuda a assegurar a conformidade regulamentar, a poupar tempo, a aumentar a robustez dos processos e a garantir a qualidade dos produtos acabados (146).

4-Conclusão

Em conclusão, as soluções actuais para os problemas de compressão farmacêutica evoluíram consideravelmente, incorporando tecnologias inovadoras para melhorar a eficiência, a qualidade e a relação custo-eficácia do processo. Os avanços na conceção do equipamento de compressão, o controlo de qualidade em tempo real e a utilização de formulações optimizadas ajudaram a ultrapassar alguns dos principais desafios associados à compressão farmacêutica. No entanto, a falta de soluções radicais para os problemas de fabrico continua a ser uma grande desvantagem para os fabricantes lidarem com as perdas que geram.

As perspectivas para o futuro são promissoras, com uma ênfase crescente na integração da IA e de tecnologias avançadas como estas na produção farmacêutica. A simulação numérica avançada e a automatização total dos processos graças à IA abrem caminho a uma produção mais eficiente e a uma rápida adaptação às mudanças do mercado.

Conclusão geral

Através deste manual abrangente, a identificação cuidadosa dos parâmetros críticos no processo de compressão farmacêutica e a compreensão aprofundada dos mecanismos de interação com as ferramentas não só lançaram luz sobre os desafios actuais, como também lançaram as bases para uma aceleração significativa no desenvolvimento do processo. Ao esclarecer estes parâmetros, a investigação forneceu chaves inestimáveis para a resolução dos problemas encontrados, abrindo simultaneamente o caminho para a otimização estratégica de vários aspectos da compressão farmacêutica.

O desenvolvimento do processo de compressão, enquanto passo crucial na produção farmacêutica, beneficiará de forma tangível desta compreensão aprofundada. As conclusões desta investigação não se limitam apenas à resolução dos problemas actuais, mas fornecem também uma base sólida para a melhoria contínua do processo. Ao adotar estas descobertas, a indústria farmacêutica poderá prever uma integração mais rápida de novas formulações, reduzindo o tempo necessário para colocar novos produtos no mercado, mas também acelerando o arranque de equipamento recentemente instalado.

Além disso, a resolução dos problemas actuais na compressão farmacêutica através de uma compreensão profunda das interacções com as ferramentas abre a porta a uma maior otimização. Isto traduz-se em melhores rendimentos, perdas reduzidas de matéria-prima e comprimidos de melhor qualidade. Estas melhorias têm implicações directas na rentabilidade e competitividade das empresas farmacêuticas.

O caminho a seguir reside no desenvolvimento contínuo de processos, produtos e equipamentos. A investigação forneceu informações
para orientar estes desenvolvimentos. A adoção de tecnologias emergentes, como a integração da inteligência artificial no controlo de processos, poderá desempenhar um papel fundamental na otimização contínua. Do mesmo modo, a exploração de novos materiais para ferramentas poderá abrir caminhos sem precedentes em termos de eficiência e durabilidade.

Ao encorajar o desenvolvimento contínuo, esta tese propõe um roteiro para a indústria farmacêutica, apelando à implementação de práticas de investigação e desenvolvimento ágeis. Ao adotar uma abordagem de melhoria contínua, as empresas podem manter-se na vanguarda da inovação, cumprir os requisitos regulamentares em constante mudança e manter uma posição competitiva no mercado.

No entanto, a falta de investigação sobre certos aspectos da compressão e a incapacidade de aplicar diretamente ao processo tecnologias recentes, como a inteligência artificial, deixam algumas zonas cinzentas que devem ser clarificadas através do incentivo à investigação científica neste domínio, mas também encorajando os fabricantes a abraçar a mudança.

Em conclusão, este livro oferece muito mais do que a simples resolução de problemas, oferece uma visão proactiva e evolutiva para o futuro da compressão farmacêutica.

Currículo

Título : Compressão na indústria farmacêutica: parâmetros de configuração, interacções com ferramentas e otimização do processo.

Autor: Abdeldjalil Souheil MOUMENI.

Relator: Prof. J. AKRIM

Palavras chave: Compressão farmacêutica, comprimidos, punções, matrizes, prensas rotativas.

Introdução geral: Este manual centra-se na compressão farmacêutica, com o objetivo de sintetizar a investigação recente para otimizar os processos industriais, em particular na integração de novos equipamentos. Procura resolver os desafios actuais e melhorar a eficiência da produção de comprimidos, tendo em conta os avanços tecnológicos.

Capítulo 1: O primeiro capítulo fornece uma visão geral abrangente da compressão farmacêutica, abrangendo tópicos que vão desde definições básicas até às etapas envolvidas no processo de compressão. Explora os critérios de compressibilidade, os mecanismos coesivos da compressão e os diferentes tipos de deformação possíveis. Destacando casos específicos como a compressão direta, o capítulo também enfatiza a importância do controlo de qualidade para garantir a conformidade das compressas.

Capítulo 2: O Capítulo 2 analisa em pormenor o equipamento e as técnicas utilizadas na compressão farmacêutica, com especial ênfase nas máquinas recíprocas e rotativas. Avalia as vantagens e desvantagens de cada tipo de máquina, bem como os princípios de controlo primário e secundário. Além disso, examina as ferramentas e os acessórios, tais como detectores de metais e colectores de pó, destacando a importância da qualificação do equipamento para garantir o funcionamento correto e a qualidade dos comprimidos.

Capítulo 3: O terceiro capítulo centra-se nos parâmetros fundamentais do processo de compressão farmacêutica, destacando o conceito de QBD e analisando em pormenor os parâmetros de formulação, tecnológicos e operacionais. Abrange a caraterização das matérias-primas, a influência dos excipientes e a importância da forma e da integridade das ferramentas, bem como a determinação dos parâmetros de funcionamento. Os aspectos de manutenção e personalização do equipamento também são destacados para garantir a qualidade dos comprimidos.

Capítulo 4: O capítulo final explora as interacções com as ferramentas e os defeitos de compressão farmacêutica, propondo soluções e estratégias para melhorar o desempenho da prensa de comprimidos. Também examina o papel da inteligência artificial na otimização dos processos farmacêuticos, destacando o seu impacto na qualidade e eficiência da produção.

Conclusão geral: Este manual sobre compressão farmacêutica examina os principais parâmetros que catalisam o avanço industrial. Oferece resoluções e tácticas de melhoria para as empresas, ao mesmo tempo que sublinha a necessidade de investigação contínua e de adoção de novas tecnologias para manter a competitividade.

Resumo

Título: Compressão farmacêutica: parâmetros de desenvolvimento, interacções de ferramentas e otimização do processo.

Autor : Abdeldjalil Souheil MOUMENI

Supervisor : Prof. J.AKRIM

Palavras chave : Compressão farmacêutica, comprimidos, punções, matrizes, prensas rotativas.

Introdução geral : Este livro centra-se na compressão farmacêutica, com o objetivo de sintetizar a investigação recente para otimizar os processos industriais, particularmente durante a integração de novos equipamentos. Procura abordar os desafios actuais e melhorar a eficiência da produção de comprimidos, tendo em conta os avanços tecnológicos.

Capítulo 1: O primeiro capítulo fornece uma visão geral abrangente da compressão farmacêutica, abrangendo tópicos que vão desde definições básicas até às fases do processo de compressão. Explora critérios de compressibilidade, mecanismos de coesão de comprimidos e vários tipos de possíveis deformações. Ao destacar casos específicos, como a compressão direta, o capítulo também enfatiza a importância dos controlos de qualidade para garantir a conformidade dos comprimidos.

Capítulo 2 : O segundo capítulo aprofunda o equipamento e as técnicas utilizadas na compressão farmacêutica, centrando-se nas máquinas alternativas e rotativas. Avalia as vantagens e desvantagens de cada tipo de máquina, bem como os princípios de regulação primária e secundária. Além disso, examina os elementos de ferramentas e acessórios, como detectores de metais e colectores de pó, sublinhando a importância da qualificação do equipamento para garantir o bom funcionamento e a qualidade dos comprimidos.

Capítulo 3 : O terceiro capítulo concentra-se nos parâmetros fundamentais do processo de compressão farmacêutica, destacando o conceito de Qualidade por Conceção (QBD) e analisando em pormenor os parâmetros de formulação, tecnológicos e operacionais. Aborda a caraterização da matéria-prima, a influência dos excipientes e a importância da forma e integridade das ferramentas, bem como a determinação dos parâmetros operacionais. Aspectos de manutenção e personalização de equipamentos também são enfatizados para garantir a qualidade dos comprimidos.

Capítulo 4 : O capítulo final explora as interacções com as ferramentas e os defeitos de compressão farmacêutica, oferecendo soluções e estratégias para melhorar o desempenho da prensa de comprimidos. Também examina o papel da inteligência artificial na otimização dos processos farmacêuticos, sublinhando o seu impacto na qualidade e eficiência da produção.

Conclusão geral : Este livro sobre a compressão farmacêutica analisa os parâmetros-chave, catalisando assim o avanço industrial. Fornece resoluções e tácticas de melhoria para as empresas, ao mesmo tempo que sublinha a necessidade de continuar a investigação e adotar novas tecnologias para manter a competitividade.

Bibliográfico

1.   VIDAL [Internet]. [cËlë 27 Jan 2024]. Les differentes formes de mëdicaments. Disponível em: https://www.vidal.fr/medicaments/utilisation/regles-bon-usage/formes-medicament.html

2.   Poirier JC, Halfmann T. Validação de um processo de compressão. STP Pharma Prat Tech Regiementations. 7(5):356-9.

3.   G. Sheiber, Medicament: excellence industrielle et optimisation des couts, STP Pharma Pratiques, volume 15-n°6, página 439.

4.   Alain Le Hir, Jean-Claude Chaumeil, Denis Brossard. Abreges de pharmacie galenique.

5.   Dilip M. Parikh.Handbook of Pharmaceutical Granulation Technology.ISBN : 9780367334772.

6.   Sarkar S, Chaudhuri B. Modelação DEM da granulação húmida de alto cisalhamento de um sistema simples. Asian J Pharm Sci. maio de 2018;13(3):220-8.

7.   LAROUSSE. Larousse.fr: enciclopédia e dicionários em linha gratuitos. Em 2023.

8.   Busignies-Goddin V. Pesquisa de leis de intercâmbio sobre propriedades mecânicas. ISBN-13:978-613-1-50903-2.

9.   RIBET. 2003 Fonctionnalisation des excipients: application a la comprimabilite des celluloses et des saccharoses. Tese de Doutoramento em Ciências Biológicas e Saúde, Universidade de Limoges, 263p.

10.   PSZCZOLINSKI.C. A INFLUÊNCIA DA NATUREZA DOS AGLUTINANTES NO PROCESSO DE COMPRESSÃO HÚMIDA: CAS DU LACTOSE. UNIVERSITE DE LORRAINE; 2014.

11.   Chantraine F. Contribuição para a solução dos problemas colocados pela presença de tensioactivos no interior de detergentes compactos. Tese de doutoramento em Biologia e Ciências da Saúde, Universidade de Limoges, 214p.

12.   Moulay Saddik KADIRI. COMPRESSÃO DE POUDRES FARMACÊUTICAS E INTERACÇÃO AVEC L'OUTILLAGE ANALYSE EXPERIMENTALE ET MODELISATION NUMERIQUE [Estes]. [L'INSTITUT NATIONAL POLYTECHNIQUE DE TOULOUSE];

13.   BOUVARD, D. Approches micromecaniques de la compression et du frittage des poudres Propos scientifiques, 2001 -I, n°26, 28-37.

14.   N'DRI-STEMPFER, B. Etude de 1 incidence des procëdës de granulation et de compression sur la couleur des compacts de poudres et de granums Thëse INPG & ENSMSE, Genie des procëdës, 2001.

15.   RENOUARD, M. De la particule au compact: vers une explication du phënomëne de clivage des comprimës de Paracëtamol.

16.   VAN DER VOORT MAARSCHALK, K. Stress relaxation of compacts produced from viscoelastic materials, Int. J. of Pharm. 1997, 151, 27-34.

17.   PORTAL, G. Analyse et optimisation du procëdë de compactage de poudres utilisëes dans les piles thermiques Thëse Universite Paul Sabatier de Toulouse, Sciences des matëriaux, 1999.

18.   LONG, W. M. Pressões radiais na compactação de pós Powder Metall, 1960, 6, 7386.

19.   LONG, W. M. Die design and related questions in powder compaction 2nd symposium of special ceramics, 1962, 327-340.

20.   MASTEAU, J.C. e THOMAS, G. Evolução e modelação da porosidade e da superfície

específica de comprimidos farmacêuticos durante a compactação,.

21.   TAKTAKJAMA, S. Contribution a l'etude du comportement en compression de poudres et de leurs melanges These de Lille 2, 1997.

22.   PONCHEL, G. La densification des poudres pharmaceutiques : fragmentation particulaire et compressibilite intrinseque Tese de doutoramento, Univ. Paris-Sud, 1987.

23.   SCHMIDT, R. Comportement des materiaux dans les milieux biologiques Traite des materiaux 7, Presses Polytech. et Univ. Romandes, 1999.".

24.   QELIK, M. Overview of compaction data analysis techniques Desenvolvimento de medicamentos e farmácia industrial, 1992, 18 (6&7), 767-810.

25.   I. Saniocki, New Insights into Tablet Sticking: Characterization and Quantification of Sticking to Punch Surfaces during Tablet Manufacture by Direct Compaction, Tese de Doutoramento, Universidade de Hamburgo, 2014. https://ediss.sub.uni-hamburg.de/handle/ediss/5620.

26.   A. Tita-Goldstein, Compression shaping of powders: influence of process and formulation for the control of use properties, PhD These, Universite de Lorraine, 2013.

27.   J. v. Thomas, Avaliação e estudo da adesão do pó às faces do punção durante a compactação de comprimidos, MSc These, Drexel University, 2015.

28.   Picart L. Resistance mecanique des comprimes pharmaceutiques tab-in-tab : caracterisation et lien avec les parametres materiaux et procedes [Internet] [tese de doutoramento].

Universite de Bordeaux; 2022 [citar 7 děc 2023]. Disponível em: https://theses.hal.science/tel-03960044

29.   Florence E. Elasticite, notas de curso. [Internet]. [cite 10 fevr 2024]. Disponível em: https://fluides-complexes.fr/wp-content/uploads/2017/03/Elasticite.pdf

30.   Thoorens G, Krier F, Leclercq B, Carlin B, Evrard B. Celulose microcristalina, um aglutinante de compressão direta num ambiente de qualidade desde a conceção - uma revisão. Int J Pharm. oct 2014;473(1-2):64-72.

31.   de Craen AJ, Roos PJ, Leonard de Vries A, Kleijnen J. Effect of colour of drugs: systematic review of perceived effect of drugs and of their effectiveness. BMJ. 21 de dezembro de 1996;313(7072):1624-6.

32.   BOUCHET-MATHIOU A. A DESREGULAMENTAÇÃO NA INDÚSTRIA FARMACÊUTICA. UNIVERSITE CLERMONT AUVERGNE UFR DE PHARMACIE; 2022.

33.   Blicharski T, Swiader K, Serefko A, Kulczycka-Mamona S, Kolodziejczyk M, Szopa A. Desafios na tecnologia de comprimidos bicamada e multicamada: uma mini-revisão. Curr Issues Pharm Med Sci. 26 de dezembro de 2019;32.

34.   Rowe JM, Nikfar F. Modeling approaches to multilayer tableting. Em: Modelagem preditiva de operações de unidades farmacêuticas [Internet]. Elsevier; 2017 [cite 18 Jun 2023]. p.   229-51.   Disponível   em: https://linkinghub.elsevier.com/retrieve/pii/B9780081001547000090 35. Gonnet C. Les enjeux du renouvellement des equipements au sein d'une industrie pharmaceutique: l'exemple du changement d'un pare de presses a comprimes. Grenoble Alpes;

36.   Farmacopeia Europeia. 2.9.1. Desagregação de comprimidos e cápsulas.

37.   Pharmacopeeeuropeenne. 2.9.5. Uniformidade de massa das preparações de dose única.

38.   Pharmacopeeeuropeenne. 2.9.6. Uniformidade de conteúdo das preparações de dose única.

39.   Pharmacopeeeuropeenne. 2.9.7. Friabilidade dos comprimidos não revestidos.

40.   Pharmacopeeeuropeenne   . 2.9.8. Resistência à rutura do comprimido.

41.   Academie Nationale de Pharmacie, 2017, Comprimeuse, [em linha]. Disponível em: https://dictionnaire.acadpharm.org/w/Comprimeuse. Em.

42.   DEVAY, Átila. Teoria e prática da tecnologia farmacêutica. Pecs: Universidade de Pecs. Cap. 24, Tabletting, p. 389-426. 2013.

43.   ResearchGate [Internet]. [citado 6 agosto 2023]. Fig. 1.1 - Descrição das diferentes etapas de um ciclo de compressão... Disponível em: https://www.researchgate.net/figure/Description-des-differentes-etapes-dun-cycle-de-compression-a-froid-en-matrice_fig1_30517627

44.   FROGERAIS A. Un siecle de machines a fabriquer les comprimës.Fascicule N°2 Machines a comprimer alternative. 2016.

45.   M.E. AULTON e K. TAYLOR. Aulton's Pharmaceutics: The Design and Manufacture of Medicines. 2021. ISBN: 9780702081545.

46.   Fette Compacting [Internet]. 2021 [citar; 16 Jul 2023]. A série i da Fette Compacting. Disponível em: https://www.fette-compacting.com/en/products- technologies/tablet-presses/i-series

47.   Korsch AG: X 3 [Internet]. [cite 16 Jul 2023]. Disponível em: https://www.korsch.com/fr/recherche-de-produits/detail-du-produit/pharma-nutraceuticals/x3

48. Prensa de comprimidos de camada tripla Hata CVX - Elizabeth - Catálogo PDF | Documentação técnica | Folheto [Internet]. [cite 7 dez 2023]. Disponível em: https://pdf.medicalexpo.fr/pdf-en/elizabeth/hata-cvx-triple-layer-tablet-press/114048-175437.html#open805766

49.   FETTE Compacting. Instruções de utilização, documentação técnica, prensa para comprimidos P 3030.

50.   Arnold T. Implementação de novos pontos de compressão na sequência de problemas com a espessura da embalagem.

51.   O que é uma prensa de comprimidos - Consulta médica - Notícias - LeadTop Pharmaceutical Machinery China [Internet]. [citado 28 jan 2024]. Disponível em: http://www.capsuletabletmachine.com/news/what-is-a-tablet-press-machine-42634591.html

52. Natoli D, Levin M, Tsygan L, Liu L. Capítulo 32 - Desenvolvimento, otimização e aumento de escala dos parâmetros do processo: Compressão de comprimidos. Em: Qiu Y, Chen Y, Zhang GGZ, Liu L, Porter WR, eds. Developing Solid Oral Dosage Forms [Internet]. San Diego: Academic Press; 2009 [citar 18 Jan 2024]. p. 725-59. Disponível em: https://www.sciencedirect.com/science/article/pii/B9780444532428000321

53.   Levacher E. Bonnes pratiques d'utilisation des outillages de compression.ISBN-10, 2951253575.

54.   FARES G. ABORDAGEM DA OPTIMIZAÇÃO DA COMPRESSÃO NA INDÚSTRIA FARMACÊUTICA.

55.   TRUSTAR Pharma Pack Equipment Co, Ltd [Internet]. [citado 16 Jul 2023]. Prensa rotativa para comprimidos: o guia definitivo - KNOWLEDGE. Disponível em: http://www.cofpack.com/info/rotary-tablet-press-the-ultimate-guide-38564507.html

56.   14:00-17:00. ISO. [cite 27 jan 2024]. ISO 18084:2011. Disponível em: https://www.iso.org/fr/standard/57880.html

57.   Punzones y matrices [Internet]. FarmaFix. [cite; 16 jul 2023]. Disponível em: https://farmafix.com/listado-general/punzones-y-matrices/

58.   Tipos e classificação da prensa de comprimidos: que prensa de comprimidos deve comprar? - KNOWLEDGE - TRUSTAR Pharma Pack Equipment Co, Ltd [Internet]. [citado 28 Jan 2024]. Disponível em: http://m.cofpack.com/info/types-classification- of-tablet-press-which-37146565.html

59.   Fabrico contínuo, nova série I. [Internet]. [citado 28 Jan 2024]. Disponível em: https://www.fette-compacting.com/fileadmin/user_upload/Downloads/WhatsNext_2022-1_EN.pdf

60.   Segmentos da Matriz do Punho - I Holland Ltd [Internet]. 2023 [citado 18 jan 2024]. Disponível em: https://fr.tablettingscience.com/punches-dies-segments/

61.   Croquelois B. Comportamento à fratura de materiais heterogéneos frágeis: aplicação a comprimidos farmacêuticos [Estes]. Universite de Bordeaux; 2020.

62.   Broschuere_STYL_one-Evo-ENG.pdf [Internet]. [cite 22 nov 2023]. Disponível em: https://www.solpharma.com/wp-content/uploads/2021/02/Broschuere_STYL_one-Evo-ENG.pdf

63.   O detetor de metais rejeita impurezas metálicas para manter uma qualidade farmacêutica consistente [Internet]. [citado 26 nov 2023]. Disponível em: https://www.techik.net/fr/news-detail-1048341

64.   Kramer KD601x, coletor de pó compacto e detetor de metais [Internet]. DARRON Pharma. [citado 29 Jan 2024]. Disponível em: https://www.darron.fr/kramer/depoussierage-de-comprimes/depoussiereur-comprimes/

65.   CKDE AVEK - Detetor de metais por gravidade da MDR d.o.o. | DirectIndustry [Internet]. [citado 26 nov 2023]. Disponível em: https://www.directindustry.fr/prod/mdr-doo/product-190340-1888632.html

66.   Espanadores de comprimidos de alta velocidade Kramer [Internet]. DARRON Pharma. [citado 28 Jan 2024]. Disponível em: https://www.darron.fr/kramer/depoussierage-de-tablets/dusters-for-tablets/

67.   Econo Flex - Coletor de pó para comprimidos da kg-pharma | MedicalExpo [Internet]. [cite 6 dez 2023]. Disponível em: https://www.medicalexpo.fr/prod/kg-pharma/product-114057-1056023.html

68.   Tabuada - Romaco [Internet]. [cite 30 dez 2023]. Disponível em: https://www.romaco.com/products/peripherals/tableting

69.   VEDRENNE V. Qualificação de equipamentos numa indústria de produção farmacêutica. UNIVERSITE CLAUDE BERNARD - LYON 1; 2019.

70.   Kechemir N. Validation d'un Procëdë de fabrication d'une forme sëche Lyrica® Gëlule,Master en Pharmacie Industrielle Option Production,Universite Aboubakr Belkai'd de Tlemcen [Internet]. Disponível em: http://dspace.univ-tlemcen.dz/bitstream/112/7030/1/Validação-dun-procedimento-defabricação-dune-forme-seche

71.   ANSM. Guia de Boas Práticas de Fabrico. ANSM, 2017.

72.   Comissão Europeia. EudraLex. Directrizes de boas práticas de fabrico (BPF). Comissão Europeia. (Volume 4).

73.   A harmonização global e a CIH. Medicamentos essenciais: Le point. n°30: 56. 2001.

74.   SALAZAR R. Apuntes sobre tecnolog^a farmacëutica: Problemas tecnologicos en la fabricacion de medicamentos. Barcelona: R. M. Macian. Cap. 3.4, Falhas devidas ao formato (punzones e matrizes), p. 124-129. 2015.

75.   Caire M. Application du " Quality by Design " dans un centre de dëveloppement

industriel ,thèse de doctorat en pharmacie , Universite de limoges,. 2011.

76. Clemence T. Validação dos processos de fabrico: novas regulamentações FDA- EMA e aplicação industrial da verificação contínua dos procedimentos. [S.l.]: [s.n.]; 2014. 1 vol (111 f.).

77. Canadá S. Guia - Desenvolvimento Farmacêutico Tema ICH Q8(R2) [Internet]. 2016 [citado 10 fev 2024]. Disponível em: https://www.canada.ca/fr/sante- canada/services/drugs-health-products/drugs/applications-submissions/guidelines/international-conference-harmonisation/quality/pharmaceutical-development- theme.html

78. Wehrle P. Pharmacie galenique : formulation et technologie pharmaceutique. ISBN: 978-2-224-03142-8.

79. NETZSCH - Analisando e Testando. Líder em Análise Térmica, Reologia e Ensaios ao Fogo [Internet]. [cite 10 fevr 2024]. Compatibilidade Substância Ativa-Excipiente. Disponível em: https://analyzing-testing.netzsch.com/fr/training-know-how/glossaire/compatibilite-substance-active-excipient

80. Merienne C. Medição, caraterização e previsão da estabilidade dos medicamentos. Ciências Farmacêuticas. Universidade de Lyon, 2020.

81. Yihong Qiu, Yisheng Chen, Geoff G.Z. Zhang,Developing Solid Oral Dosage Forms - 2nd Edition.ISBN: 9780128024478.

82. Chimactiv - Ressources pëdagogiques numëriques interactives dans l'analyse chimique de milieux complexes [Internet]. [cË1ë 10 fëvr 2024]. Disponível em: https://chimactiv.agroparistech.fr/fr/bases/hplc/theorie-illustree/5

83. Excipientes Farmacêuticos [Internet]. [^Të 30 Jan 2024]. Disponível em: https://www.ingenieurs.com/documents/cours/excipients-pharmaceutiques-117.php

84. Paul J Sheskey, Walter G Cook, Colin G Cable.Handbook Of Pharmaceutical Excipients. ISBN :9780857113757.

85. Na A, Ga M. Avaliação quantitativa dos fatores que contribuem para a mancha de comprimidos coloridos II: variáveis de formulação. J Pharm Sci [Internet]. fëvr 1976 [ci!^ 21 nov 2023];65(2). Disponível em: https://pubmed.ncbi.nlm.nih.gov/1255449/

86. Wl D, Wt G. Produção em lote de granulados farmacêuticos num leito fluidizado. I. Efeitos das variáveis do processo nas propriedades físicas da granulação final. J Pharm Sci [Internet]. dëc 1971 [cit^ 21 Nov 2023];60(12). Disponível em: https://pubmed.ncbi.nlm.nih.gov/5158010/

87. T S, D J, A J. Effects of powder particle size and binder viscosity on intergranular and intragranular particle size heterogeneity during high shear granulation. Eur J Pharm Sci Off J Eur Fed Pharm Sci [Internet]. março de 2004 [citar 21 nov 2023];21(4). Disponível em: https://pubmed.ncbi.nlm.nih.gov/14998584/

88. Jn H, Mh R, V W. As propriedades mecânicas de alguns aglutinantes utilizados na formação de comprimidos. J Pharm Pharmacol [Internet]. dëc 1974 [^11ë 21 Nov 2023];26 Suppl. Disponível em: https://pubmed.ncbi.nlm.nih.gov/4156733/

89. Shangraw R, Demarest D. UM ESTUDO DAS PRÁTICAS INDUSTRIAIS ACTUAIS NA FORMULAÇÃO E FABRICO DE COMPRIMIDOS E CÁPSULAS. Pharm Technol [Internet]. 1993 [cit^ 21 Nov 2023]; Disponível em: https://www.semanticscholar.org/paper/A-SURVEY-OF-CURRENT-INDUSTRIAL-PRÁTICAS-NAS E-SHANGRAW-Demarest/1df3c52b874e156bcc2e998c4a43be19ef0b090e

90. J H, A A, A L. Estudos iniciais da granulação por água de oito graus de hipromelose

(HPMC). Int J Pharm [Internet]. 26 Abr 2006 [cit^ 21 Nov 2023];313(1 -2). Disponível em: https://pubmed.ncbi.nlm.nih.gov/16510256/

91.   Boniatti J, Pereira Cerqueira AL, de Souza AC, Drago Hoffmeister CR, da Costa MA, Prado LD, et al. Abordagens galênicas na solução de problemas de adesão de comprimidos de glibenclamida em punções de máquinas de compressão. Saudi Pharm J. 1 Nov 2014;22(5):445-53.

92.   Kirsch D. Fixing Tableting Problems. Pharm Technol [Internet]. 2 de maio de 2015 [citar 16

julho   2023];39(5).   Disponível   em: https://www.pharmtech.com/view/fixing-tableting-problems

93.   FRULEUX, R., 2018. Implementação de um sistema de formação em 1 indústria farmacêutica: aplicação à tutoria de compressão. These pour le diplome d'etat de docteur en pharmacie. Ciências farmacêuticas. Lille : Universite de Lille. 79p.

94.   Kosindustry, 2016. Diferença entre a prensa de comprimidos rotativa e a prensa de comprimidos de perfuração única.

95.   Techceuticals - Formação farmacêutica e resolução de problemas [Internet]. [cite 19 jul 2023]. Techceuticals: Especialistas em formação e equipamento para o fabrico de produtos farmacêuticos. Disponível em: https://techceuticals.com/

96.   FRULEUX R. Mise en place d'un systeme de formation dans l'industrie pharmaceutique : application au tutorat en compression. Estes para o diploma estatal de doutoramento em farmácia. Ciências farmacêuticas. Universidade de Lille;

97.   Equipo Co, Ltd del paquete de TRUSTAR Pharma [Internet]. [cite 19 juill 2023]. China maquinaria de preparação farmaceutica, provedores de maquinaria de embalaje farmaceutico, fabricantes, fabrica - TRUSTAR Pharma Pack Equipment Co, Ltd. Disponível em: http://www.trustarpack.com/

98.   libro Dr.Salazar con registro UB-VF1 20-01-16.pdf [Internet]. [cite 20 Jul 2023]. Disponível em:
https://diposit.ub.edu/dspace/bitstream/2445/68462/6/libro%20Dr.Salazar%20con%20registro%20UB-VF1%20%20%2020-01-16.pdf

99.   Osamura T, Takeuchi Y, Onodera R, Kitamura M, Takahashi Y, Tahara K, et al. Previsão dos efeitos das formas de punção na falha de compressão utilizando uma prensa multifuncional de punção único para comprimidos. Asian J Pharm Sci. 1 Sep 2017;12(5):412-7.

100.   Picart L, Mazel V, Moulin A, Bourgeaux V, Tchoreloff P. Influência da forma do punção na estrutura do núcleo e da casca dos comprimidos revestidos por pressão. Int J Pharm. 25 Jul 2022;623:121930.

101.   Adamus S.A. [Internet]. [citado 25 jul 2023]. Adamus - Mais do que ferramentas. Disponível em: https://www.adamus.com.pl/en/

102.   PharmaState, 2018. Directrizes para a indústria farmacêutica: ferramentas para a formação de comprimidos [online] [Internet]. [citado 3 ago 2023]. Disponível em: http://ww25.pharmastate.blog/tooling-for- tableting/

103.   Natoli, D. Scribd. [cite 6 aout 2023]. Artigo Tabletting Resolving Tablet DefectsTablet (Pharmacy) | Wear. Disponível em:
https://www.scribd.com/document/352241815/Article-Tabletting-Resolving-Tablet-Defects

104.   Equipo Co, Ltd del paquete de TRUSTAR Pharma [Internet]. [citado 6 de agosto de 2023].

Prensa rotativa para comprimidos: a grna definitiva - CONOCIMIENTOS - TRUSTAR Pharma Pack Equipment Co, Ltd. Disponível em: http://www.trustarpack.com/info/rotary-tablet- press-the-ultimate-guide-38411959.html

105.   Natoli-Whitepaper_Understanding-Importance-Punch-Length-Cup-Depth.pdf [Internet]. [citado 6 agosto 2023]. Disponível em: https://dh4b13or2bqf5.cloudfront.net/uploads/2017/02/Natoli-Whitepaper_Understanding-Importância do comprimento do soco e da profundidade do copo.pdf

106.   Michael, D. Operação de prensa de comprimidos colando por Techceuticals - Issuu [Internet]. 2017 [citado 6 ago 2023]. Disponível em: https://issuu.com/techceuticals/docs/tablet_press_operation_-_sticking.p

107.   Anbalagan P, Heng PWS, Liew CV. Ferramenta de compressão de comprimidos - Impacto da modificação da borda da face do punção. Int J Pharm. maio de 2017;524(1 -2):373-81.

108.   Anbalagan P, Sarkar S, Liew CV, Heng PWS. Influência do design da cabeça de perfuração na qualidade física dos comprimidos produzidos numa prensa rotativa. J Pharm Sci. Jan 2017;106(1):356-65.

109.   Kowalski L. Estudo das correlações entre um simulador de compressão e uma prensa de compressão industrial. Trabalho apresentado para obtenção do grau de Doutor em Farmácia. Ciências farmacêuticas. Grenoble: Universite Grenoble Alpes. 95p. 2019;

110.   NATOLI D. Ferramentas para o processamento farmacêutico. In: AUGSBURGER L.L., HOAG. S.W. Formas de dosagem farmacêutica. Comprimidos. Volume 3: Fabrico e Controlo de Processos. 3ª ed. Nova Iorque: Informa Healthcare, 2008, pp. 1-48. ISBN : 9781420063455.

111.   I Holanda - Home - Comprims Science [Internet]. 2020 [citado 18 Jan 2024]. Disponível em: https://fr.tablettingscience.com/

112.   Kirsch Doug. Natoli Engineering, 2017. Como é que o estado da torre afecta a produção de comprimidos? Tablet & Capsules, Solid Dose Digest [Internet]. Disponível em: https://www.tabletscapsules.com

113.   Juan, A. Farmafix, Notas técnicas. Quando puxar os punhos dos punções. Disponível em: https://farmafix.com

114.   C. Ouvrard, Otimização dos parâmetros de compressão dos procedimentos de fabrico do site Merck Sante de Semoy, dissertação, Faculte de pharmacie de Rouen, 2006.

115.   A. Perrin, La compression des poudres pharmaceutiques : etude des differents parametres de compression, tese, Faculte de pharmacie de Lille, 2006.

116.   MORIN G. Defeitos de fabrico dos comprimidos. PharmatermMD, Bulletin terminologique de l'industrie pharmaceutique, 2006, vol. 17, pp.1-6.

117.   ICH Q8 (R2) Desenvolvimento farmacêutico - Directrizes científicas | Agência Europeia de Medicamentos [Internet]. [cЛё 14 Jan 2024]. Disponível em: https://www.ema.europa.eu/en/ich-q8- r2-pharmaceutical-development-scientific-guideline

118.   CARDOT P. Spëcificitës du marché pharmaceutique Japonais : exemple de 1 inspection automatique de comprimës.Thëse pour obtenir le grade de DOCTEUR DE L'UNIVERSITE DE LIMOGES.

119.   DEFEITOS VISUAIS EM COMPROMISSOS: ZOOM SOBRE AS CAUSAS DA APARÊNCIA [Internet]. Sensum - Sistemas de Visão por Computador. [cиё 21 jan 2024]. Disponível em: https://www.sensum.eu/fr/posts/examen-des-motifs-dapparition-de-defauts-visuals-the-most-current-on-tablets/

120.   Chattoraj S, Daugherity P, McDermott T, Olsofsky A, Roth WJ, Tobyn M. Sticking and

Picking in Pharmaceutical Tablet Compression: An IQ Consortium Review. J Pharm Sci. 1 de setembro de 2018;107(9):2267-82.

121. Thomas JV. Avaliação e estudo sobre a adesão do pó nas faces do punção durante a compactação do comprimido [Internet] [Master of Science]. Drexel University; 2015 [снё 13 Nov 2023]. Disponível em: https://ResearchDiscovery.drexel.edu/esploro/outputs/graduate/991014632836904721

122. Li Z, Zhao L, Lin X, Shen L, Feng Y. Compactação direta: uma atualização dos materiais, resolução de problemas e aplicação. Int J Pharm. 30 de agosto de 2017;529(1 -2):543-56.

123. Costa NF, Paulo MG, Diogo HP, Pinto JF. Resolução de um problema de aderência em pastilhas por estatística multivariada e análise tomográfica computacional. Powder Technol. 1 de maio de 2020;367:456-63.

124. C. Al-Karawi. Análises multifatoriais da tendência de aderência das formulações de comprimidos de ibuprofeno e ibuprofeno sódico di-hidratado, Tese, Universidade de Hamburgo, 2018.

125. Operação de prensa de comprimidos em bastão by Techceuticals - Issuu [Internet]. 2017 [citado 26 nov 2023]. Disponível em: https://issuu.com/techceuticals/docs/tablet_press_operation_-_sticking.p

126. Químico de fabrico, 2017. "Como evitar a colagem e a recolha" [Internet]. [cite 26 nov 2023]. Disponível em: https://www.manufacturingchemist.com/

127. Kadiri MS. Compressão de pós farmacêuticos Interação com ferramentas. ISBN-10: 6138410009.

128. CLICOPHA [Internet]. [cite 30 dez 2023]. Disponível em: https://www.i2m.u-bordeaux.fr/Projets/Projets-ANR/CLICOPHA

129. Laminação - acadpharm [Internet]. [cite; 4 fèvr 2024]. Disponível em: https://dictionnaire.acadpharm.org/w/index.php?title=Laminage&mobileaction=toggle_view_desktop

130. Mazel V. Estudo da compressão farmacêutica com o auxílio de uma abordagem de mecânica dos meios contínuos [online]. Habilitação para dirigir as pesquisas. Engenharia de processos. Universidade de Bordéus. Chap. 3, 3 Application de la MEF pour la compréhension des phenomenes en cours de compression dans le cas des comprimes biconvexes, p. 50-65. Disponível em https://hal.archives-ouvertes.fr/tel-01963729/ [Estes]. 2018.

131. Matt Bundenthal, 2 de maio de 2017. "Optimizing Yields on Modern Tablet Presses," Pharmaceutical Technology-05-02-2017, Volume 41, Edição 5. Páginas: 66-68, 71.

132. Otimização do rendimento de uma prensa de comprimidos, Pharmtech, [Internet]. [cite 1 jan 2024]. Disponível em: https://www.pharmtech.com/view/optimizing-yields-modern-tablet-presses

133. Presidente FM. Pharma Manufacturing. 2021 [citar 1 jan 2024]. Otimizar a eficiência de uma prensa de comprimidos, Pharma Manufacturing. Disponível em: https://www.pharmamanufacturing.com/sector/small-molecule/article/11293042/back-to-basics-on-tablet-press-efficiency

134. Basim P, Haware RV, Dave RH. Previsões de cobertura de comprimidos de materiais modelo utilizando uma abordagem multivariada. Int J Pharm. 5 de outubro de 2019;569:118548.

135. Papp MK, Venkatesh G, Harmon T. Técnicas especializadas para o desenvolvimento de formas de dosagem de odt. ONdrugDelivery. 1 Jan 2010;8-10.

136. Sabir A, Evans B, Jain S. Formulação e otimização do processo para eliminar a recolha de comprimidos de imagem de mercado. Int J Pharm. 14 de março de 2001;215(1):123-35.

137. Almaya A, De Belder L, Meyer R, Nagapudi K, Lin HRH, Leavesley I, et al. Estratégias de controlo para compressão direta contínua de medicamentos - Estado de controlo, estratégias de recolha de produtos e operações de arranque/desligamento para a produção de materiais de ensaios clínicos e produtos comerciais. J Pharm Sci. 1 Abr 2017;106(4):930-43.

138. S99-223 GPF de Q* E dispositivos médicos e gestão do risco - Uma norma X. Validação de processo: Cp,Cpk, desvio padrão... métodos estatísticos [Internet]. Qualitiso. 2019 [cited 4 fevr 2024]. Disponível em: https://www.qualitiso.com/cpk-capacite-fiabilite-processo/

139. Yekpe K. Linking material attributes and manufacturing process parameters to quality control testing, an application of the quality by design concept. 2014 [citar 19 dez 2023]; Disponível em: https://savoirs.usherbrooke.ca/handle/11143/5397

140. Capacidade; potencial (interior) para a função Análise normal da capacidade para diversas variáveis [Internet]. [cite 4 fevr 2024]. Disponível em: https://support.minitab.com/fr-fr/minitab/20/help-and-how-to/quality-and-process-improvement/capability-analysis/how-to/capability-analysis/normal-capability-analysis-for-multiple-variables/interpret-the-results/all-statistics-and-graphs/potential-within-capability/

141. Cap. 1 Capacidade das máquinas e dos processos. Disponível em: https://www.technologuepro.com/cours-controle-quaite/chapitre-1-capabilite-machine-process.pdf

142. Desirant J. Deploiement d'une nouvelle methodologie " In Process Control " sur des lignes de repartition et conditionnement.

143. Cytiva [Internet]. [cite 14 dez 2023]. Fabrico digital de produtos biológicos. Disponível em: https://www.cytivalifesciences.com/en/us/solutions/bioprocessing/knowledge-center/digital-manufacturing-of-biologics

144. Nova oferta Predix da GE Digital leva os dados de fabrico para a nuvem | GE News [Internet]. [cite 14 dez 2023]. Disponível em: https://www.ge.com/news/press- releases/new-predix-offering-ge-digital-brings-manufacturing-data-cloud

145. Harris Y. Melhorar a produtividade no local de trabalho com ferramentas de IA [Internet]. Powell Software. 2023 [citado 4 fev 2024]. Disponível em: https://powell-software.com/en/resources/blog/artificial-intelligence-productivity/

146. HOERDT A. A Inteligência Artificial e a Indústria Farmacêutica: Novos Desafios para Novas Inovações.

147. GREF Bretagne [Internet]. 2023 [cite 15 dez 2023]. Indústria farmacêutica. Aceleração dos grandes dados e da IA. Disponível em: https://www.gref-bretagne.com/resources/pharmaceutical-industry-acceleration-on-big-data-and-lia/

148. Nouvelle L, Nouvelle L. L'Intelligence Artificielle : la solution a la productivite des entreprises pharmaceutiques - Augustin Marty. 10 dez 2018 [citar 15 dez 2023]; Disponível em: http://www.usinenouvelle.com/blogs/augustin-marty/l-intelligence-artificielle-la-solution-a-la-productivite-des-entreprises-pharmaceutiques.N780804

149. ICH Q9 Gestão do risco da qualidade - Diretriz científica | Agência Europeia de Medicamentos [Internet]. [cite 15 dez 2023]. Disponível em: https://www.ema.europa.eu/en/ich-q9-quality- risk-management-scientific-guideline

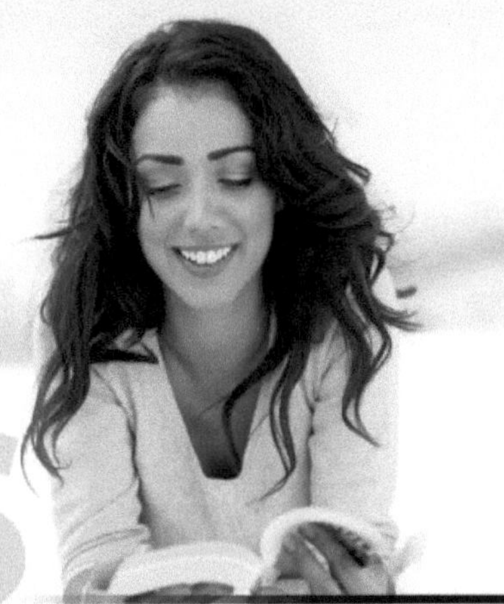

yes
I want morebooks!

Buy your books fast and straightforward online - at one of world's fastest growing online book stores! Environmentally sound due to Print-on-Demand technologies.

Buy your books online at
www.morebooks.shop

Compre os seus livros mais rápido e diretamente na internet, em uma das livrarias on-line com o maior crescimento no mundo! Produção que protege o meio ambiente através das tecnologias de impressão sob demanda.

Compre os seus livros on-line em
www.morebooks.shop

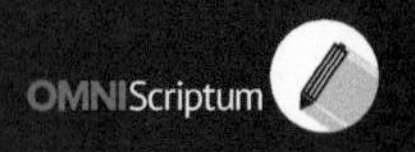

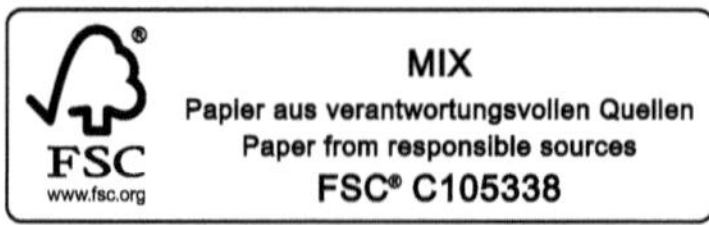

Printed by Books on Demand GmbH, Norderstedt / Germany